HISTOIRE

DE LA

PETITE VÉROLE,

AVEC

LES MOYENS D'EN PRÉSERVER LES EN-
FANS ET D'EN ARRÊTER LA CONTA-
GION EN FRANCE.

SUIVIE

*D'une Traduction Françoise du Traité de la
petite Vérole, de* RHASÈS, *sur la derniere Edition de Londres, Arabe & Latine.*

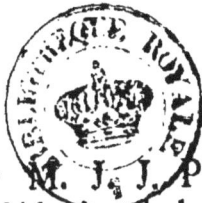

Jam satis terris , &c.
Horat. Od. II.

Par M. J. J. PAULET , Docteur en
Médecine de la Faculté de Montpellier.

TOME SECOND.

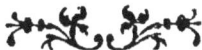

A PARIS,

Chez GANEAU , rue Saint Severin , près l'Eglise ;
aux Armes de Dombes & à S. Louis.

M. DCC. LXVIII.
Avec Approbation & Privilege du Roi

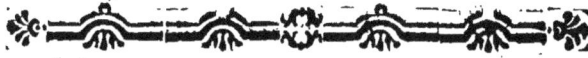

TABLE

DES ARTICLES

Du Tome second.

4 TABLE

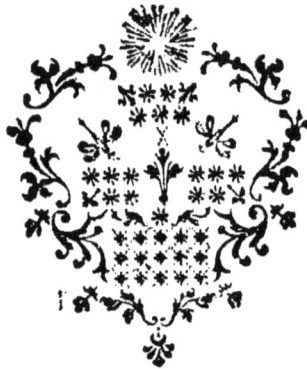

TABLEAU

TABLEAU
GÉNÉRAL
DE LA
PETITE VÉROLE,
ET DE SES EFFETS SUR LE
CORPS HUMAIN.

Nous n'avons fait jusqu'ici que la moitié de nos recherches : on n'a vu qu'un Historien : on n'a parlé que pour le particulier. Des découvertes purement historiques, ne suffisent point au Médecin. L'origine de la petite vérole, sa marche dans le monde, ne sont que des objets de curiosité. La maniere dont elle renaît & se communique, est beaucoup plus importante , & pourra déterminer peut-être quelque jour les hommes à se préserver d'un fléau meurtrier, que notre négligence nourrit & fortifie. Mais comme on ne peut se flatter que tous les Peuples concourront à la fois au projet de l'anéantir ; en attendant tâchons de connoitre ce Protée sous toutes ses faces, & essayons de le combattre même lorsqu'il existe en nous. Après avoir suivi sa course dans le monde , il faut se transporter au lit du malade ; & c'est là où commence la tâche du Médecin qui n'est encore qu'au commencement de la route qu'il doit parcourir. Nous n'avons suivi notre ennemi que des yeux , nous n'avons apperçu ses ravages que de loin ; il faut se rapprocher de lui & le vaincre sur le corps humain.

Le virus de la petite vérole est un être dont la nature nous est encore inconnue. Les croutes exposées à l'alembic, donnent d'abord un peu de *phlegme* odorant , un *alkali volatil*, une *huile fœtide*, comme toutes les substances animales. Cela ne nous apprend rien ; ainsi nous le regarderons comme inconnu , & nous ne prétendons faire nul usage ici de nos conjectures : il faut parcourir exactement les effets qu'il produit sur nous.

Etant introduit dans le corps humain, le virus peut y rester du deuxieme au onzieme jour, sans se manifester à la peau ; mais lorsque l'éruption doit arriver, elle commence toujours dans cet intervalle.

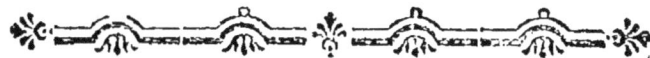

DESCRIPTION.

LA petite vérole est mise par les Auteurs dans la classe des maladies épidémiques, aigues, inflammatoires, avec fievre éruptive, suivie de pustules phlegmoneuses, qui se terminent par suppuration : elle est contagieuse, cutanée, & pestilentielle.

PREMIER ETAT, OU INVASION DE LA MALADIE.

A peine l'homme a-t-il reçu l'impression du virus de la petite vérole, qu'il éprouve (lorsqu'elle doit se dé-

A ij

veloper), un picottement général, un treſſaillement dans toute la ſurface du corps ; ce qui fait naître quelques friſſons légers, qui ſont les préludes de la fievre. Les baillemens, l'extenſion des membres, l'aſſoupiſſement, la peſanteur de tête, l'abattement général, les rêves effrayans dans la nuit, les nauſées, les vomiſſemens, une fievre continue, ſont les principaux ſignes avantcoureurs de cette maladie.

La démangeaiſon au nez ainſi que l'hémorrhagie, une légere difficulté de reſpirer, le mal de gorge, l'inquiétude, quelquefois le délire, ſe mêlent ſouvent aux premiers ſymptômes ; mais les pathognomiques ſont, la cardialgie, la douleur de tête, celle des lombes dans les adultes, & les convulſions dans les enfans.

Un gonflement général à la peau, ſur-tout à celle du viſage, un ſentiment de ponction, la rougeur vive des gencives, qui approche de celle du feu ; la rougeur générale de la peau, ſur-tout de celle du viſage ; une chaleur quelquefois brûlante, annoncent une éruption prochaine.

SECOND ETAT, OU ERUPTION.

A datter du jour où le malade a senti le premier frisson & le premier mouvement de fievre, l'éruption de la petite vérole commence ordinairement le troisieme jour ; quelquefois plutôt, quelquefois plus tard, mais toujours du premier au huitieme ; mais le troisieme & le quatrieme font les plus ordinaires.

Les parties qui font à découvert, & où la peau est la plus fine, font les premieres couvertes de boutons.

Ainsi, la peau du visage, du cou, des mains, de la poitrine ; ensuite celle des bras, du dos, des parties inférieures, se gonflent, rougissent, se couvrent d'abord de petits points rouges semblables à des piqueures de puces. Ces boutons prennent peu-à-peu la forme de grains marqués d'une petite pointe à leur centre ; à mesure qu'ils s'élevent & grossissent, les interstices qui les séparent, deviennent rouges & enflammés ; les boutons font rouges, luisants, la peau tendue ; cet état de rougeur & de tension dure pour l'ordi-

A iij

naire jufqu'au feptieme ou huitieme
jour, où les boutons deviennent rudes, blanchâtres, enfuite jaunes. C'eft
là la fin de l'éruption, & le commencement du troifieme état, ou de la
fuppuration.

TROISIEME ETAT, OU SUPPURATION.

La fuppuration commence d'abord
par le centre de la puftule, qui blan-
chit, jaunit, tandis que fa circonférence forme encore un cercle rouge,
qui difparoît enfin. Si elle commence
au feptieme ou huitieme jour, elle fe
termine ordinairement en deux, trois
ou quatre jours, c'eft-à-dire, s'étend
jufqu'au neuvieme & onzieme jour,
où toutes les puftules du corps, par-
venues à leur point de maturité & de
grandeur, commencent à fe déffe-
cher.

QUATRIEME ETAT, OU FORMA-TION DES CROUTES.

Ce quatrieme état, pendant lequel
les puftules diminuent de volume, de-

viennent arides , feches , & fe réduifent en croutes , femblables à des écailles tranfparentes fur les bords , comme
une gelée , & relevées en boffe au
milieu ; s'étend ordinairement depuis
le neuvieme , jufqu'au quatorzieme,
quinzieme , ou feizieme jour. La formation des croutes , & fur-tout leur chûte , eft toujours accompagnée d'une
démangeaifon très-incommode. Elles
fe détachent d'elles-memes , tombent
& laiffent leur place marquée d'une
rougeur brune qui rend la peau comme
tachetée pendant quelque tems , &
creufée par de petites foffes qui fem-
blent avoir fervi de moule à de petites
lentilles dont la furface auroit été inégale. Ces creux ne s'éffacent que dans
la vieilleffe.

Voila les phénomenes les plus ordinaires que nous préfente tous les jours
la petite vérole *difcrette*. Les principales époques de fes changemens font
donc le troifieme , le feptieme , le
neuvieme , & le quatorzieme jour.
Telle eft la loi générale qu'obferve
cette maladie. Mais , que de reftric-
tions à cette regle ! que de variétés
dans la maniere de fe montrer ! Nous

ferons voir bientôt toutes les formes qu'elle prend fur la furface du corps humain. Ses effets ordinaires & extérieurs fe réduifent à ce que nous venons de remarquer ; mais ceux qu'elle produit dans l'intérieur du corps, font les plus formidables lorfqu'elle l'attaque. Examinons quels font les organes fur lefquels elle porte fon action le plus fouvent, & avec le plus de férocité : il n'y a que l'ouverture des cadavres qui puiffe nous faire parvenir à cette connoiffance. Voici un précis des obfervations qui ont réfulté de cette recherche.

FAITS.

Le célebre M. *Haller* a obfervé dans le corps d'un enfant de 10 ans, mort d'une petite vérole confluente, la plus grande portion gauche du cerveau réduite en pus.

Morgagni rapporte que dans un enfant de 12 ans, qui eut un écoulement de pus à l'oreille avec furdité : il parut une tumeur près de l'oreille après la petite vérole, qui étant ouverte donna du pus : mais les convulfions & le délire qui vint après, emporterent le malade : le corps étant ouvert, on trouva un amas de pus dans la cavité *de la felle du turc*, qui s'étendoit jufqu'au commencement de la moële épiniere ; l'os pierreux étoit carié, lorfqu'on le perçoit, il en fortoit une matiere purulente.

Laubius rapporte qu'un jeune homme, après une petite vérole confluente, fut attaqué trois femaines après, d'une fievre lente, d'une toux & d'une difficulté de refpirer, avec douleur aux deux côtés de la poitrine ; trois mois après il mourut : après l'ouverture du corps, on trouva le poumon enflammé, de l'eau dans le côté droit de la poitrine ; le foie renfermoit un abcès contenu dans une membrane très-épaiffe & prefque cartilagineufe.

M. *Chirac* avoit obfervé dans plufieurs cadavres morts de la petite vérole, les vaiffeaux du cerveau gorgés de fang, de la feroûté dans fes ventricules, le foie engorgé & la véficule du fiel pleine d'une bile verte & noire : le fang d'ailleurs étoit très fluide.

Baillou a vu un enfant de 12 ans, attaqué de la petite vérole, qui au moment où on s'y attendoit le moins, cracha du sang, en rendit par les urines : après la mort on lui trouva l'intérieur du corps rempli de pustules varioleuses.

Horstius, dans une petite vérole accompagnée de dysenterie, & d'une fievre violente, a trouvé après la mort le foie, la rate, l'estomac, les intestins, les poumons remplis de pustules, semblables à celles de la peau.

Fernel a observé le même cas dans les ouvertures de plusieurs cadavres.

Ambroise Paré a observé dans la rougeole que les visceres de la poitrine & du bas ventre étoient quelquefois couverts de petits boutons de rougeole, semblables à ceux qu'on voit à la peau.

Roderic a Castro a vu les mêmes visures couvert de pustules de petite vérole.

On trouve dans les *mélanges des curieux*, qu'on a vu dans la petite vérole *l'omentum* enflammé & à demi pourri. La rate & la partie antérieure de l'estomac de même.

On trouve dans l'*Historia Anato-mico-Médica*, (Nouveau trésor d'observations que M. Lieutaud vient de publier) que les visceres de la poitrine, du bas ventre , la trachée artere & les bronches ont été tronvés plusieurs fois couverts de pustules varioleuses , semblables à celles de la peau.

Bonet a vu l'omentum déchiré , le poumon droit adherent aux côtes, enflammé & marqué de taches. La langue & le gosier pleins de pustules , sans que l'épiglote & la trachée artere en fussent marqués.

Après une petite vérole rentrée, *Kerkringius* trouva les poumons pleins en dehors & en dedans de pustules de petite vérole en maturité , semblables à celles de la peau ; la rate en étoit aussi couverte, les intestins en avoient quelques unes , le foie étoit sain.

Nous avons fait remarquer dans le premier volume , que l'éruption de la petite vérole se faisoit, quelquefois après la mort , sur le cadavre comme sur un corps vivant.

Il est donc démontré que la petite vérole se manifeste sous la forme de pustules, tant à la surface du corps, qu'à l'intérieur ; que la bouche, la membrane pituitaire, la trachée artere, les bronches , la plevre, les poumons, l'éfophage, l'eftomac, les inteftins, le méfentére, le foie, la rate ; tous ces organes en étoient quelquefois tous couverts, que l'omentum, le cerveau, les corps glanduleux, peuvent éprouver fes effets, & s'abfcéder ; il eft encore prouvé qu'une petite vérole qui fait éruption à la peau, rentre quelquefois tout à coup, & fe porte toute entiere & fubitement dans l'intérieur du corps. Les effets de la petite vérole fur la peau de l'homme, & les obfervations qu'on a faites fur le cadavre, nous font conjecturer, & même conclure, que le virus de la petite vérole eft d'une qualité fi rongeante, fi meurtriere & fi maligne, que toutes les fois qu'un organe dont l'intégrité de la fubftance eft effentielle à la vie, en fera attaqué, le malade fuccombera toujours à la violence du mal. Le cœur, les vaiffeaux artériels & veineux, n'ont jamais été vus avec des marques de petite vérole : on les a vus gorgés de fang, mais jamais déchirés.

CAUSE DE LA PETITE VÉROLE.

La petite vérole ne reconnoît pour cauſe matérielle qu'un virus étranger, qui ſe développe & ſe reproduit dans le corps humain; cette reproduction eſt l'effet du développement d'un germe pris ſur un autre corps, tout comme la formation de pluſieurs glands d'un chêne eſt l'effet d'un ſeul. Je ne connois point d'autre cauſe de la petite vérole que ſa ſemence propre, qui ſe régénere dans le corps animal, où elle eſt reçue, comme dans une terre propre à la faire germer & pulluler. S'égare qui voudra dans d'autres recherches.

DIFFÉRENCES.

Pour avoir une idée juſte de la petite vérole, & des différentes formes qu'elle prend dans le corps humain; il faut en marquer toutes les nuances, toutes les couleurs, toutes les variétés. On diſtingue deux claſſes de petites véroles, les *diſcretes* & les *confluentes*.

On appelle *petites véroles diſcretes*, celles où les boutons ſont diſtincts & ſéparés les uns des autres: les petites véroles confluentes, font celles où les boutons fe touchent, font joints enfemble, quelquefois par grappes, par plaques, & forment comme des groupes, où plufieurs boutons font unis & confondus les uns dans les autres.

DISCRETES.

Parmi les difcretes, on doit diftinguer :

1°. *La petite vérole locale*, qui n'occupe qu'une partie du corps exclufivement ; on obferve quelques boutons qui groffiffent, muriffent & marquent la peau : il n'y a ni fievre, ni tenfion ; il y a rougeur, chaleur à la partie, fuppuration & chute de croutes avec démangeaifon ; la partie marqué par ces puftules, comme dans toutes les autres petites véroles ; elle arrive lorfqu'on force, par la contagion, les humeurs à recevoir une maladie qu'elles ne fauroit développer : fans une difpofition particuliere c'eft en vain qu'on veut forcer la nature. La plûpart des inoculés font dans ce cas, ils n'ont qu'une petite vérole locale ; les garde malades & les blanchiffeufes y font en-

core très-fujettes. Lorfque les puftules
font en maturité, il n'y a qu'à les ouvrir avec une aiguille d'or ou d'argent,
& les effuyer. Ce fecours feul fuffit
pour en guérir.

2°. La petite vérole *volante*, *la vé-
rolette*, *variolæ volaticæ*; c'eft une des
plus légeres qu'on obferve : on apperçoit des puftules d'abord rouges, qui
fe rempliffent d'une humeur blanchâ-
tre & lymphatique ; elles font de la
groffeur d'une lentille, à peine mar-
quent-elles le vifage & les autres parties du corps, cette efpéce attaque furtout les enfans qu'on vient de fevrer.
Elle fait éruption, fe déffeche & fe
termine toujours fans danger, & en
très-peu de temps : un peu de diete
fuffit pour la guérifon.

3°. La petite vérole *cryftalline* ou
lymphatique ; *variolæ cryftallinæ lym-
phaticæ*. Elle a été obfervée par *Mead* ;
au lieu de pus, elles contiennent une
humeur lymphatique.

4°. La petite vérole *difcrette*, *bénigne*, *réguliere*, *dorée* ; *variolæ difcretæ*,
regulares. C'eft la plus ordinaire : c'eft
celle dont nous avons donné la defcrip-
tion, & marqué les différens états.

5°. La petite vérole *anomale*, c'est-à-dire *irrégulière*, *petite vérole compliquée*, ou *diſcrete maligne* : variolæ *anomalæ*, *complicatæ*, diſcretæ *malignæ*. Elle eſt annoncée par une fievre ardente, par un briſement univerſel dans les membres, la peau eſt ſeche & brûlante ; les yeux ſont pleins de feu rouges & enflammés ; les carotides battent avec force ; les tendons ſe roidiſſent ; le malade vomit, les douleurs d'eſtomac & des lombes ſont atroces. La plûpart de ces ſymptômes s'appaiſent par l'éruption ; mais quelquefois il y a des redoublemens, & le malade tombe dans des foibleſſes & dans le délire ; on voit ſortir des goutes de ſang par le nez ; le malade ſue beaucoup ; on voit des rougeurs dans quelques parties du corps, ſemblable à une éréſypelle remplie de grains rouges, qui occupe l'intervalle des puſtules. Tout indique que l'éruption ſe fait mal, & que la peau n'eſt pas propre à la faciliter. Lorſque la ſuppuration ſe fait, les accidens augmentent, le délire, les convulſions accompagnent ſouvent cet état.

6°. La *petite vérole dyſenterique*, décrite par *Sydenham*, eſt celle qui eſt accompagnée de la dyſenterie. L'éruption

tion fe fait ordinairement le troifieme jour : elle affecte principalement les inteftins où le virus fe jette avec force, & femble déchirer les entrailles ; les puftules font petites , rudes , & noires vers la fin ; quelquefois toute la furface du corps eft couverte d'une croute noire. Dans cette efpece , il femble que le virus a peine à fe déterminer à la furface du corps , & porte fon action par-tout ; dans la bouche , dans le nez , fur les boyaux ; on voit fortir le 'ang du nez goute à goute ; les glandes falivaires irritées donnent la falive abondamment ; les inteftins donnent du fang ; la peau , comme brulée , fe couvre de croutes noires femblables à des éfcarres.

7ᵛ. La petite vérole verruqueufe , variolæ verrucofæ ; les puftules reffemblent à des verrues par leur dureté. Elle a été obfervée par Rhasès , & cet Auteur nous fait remarquer que les puftules ne fuppurent prefque jamais , & qu'elle eft toujours mortelle ; parce que les obftacles qui s'oppofent à la fuppuration , c'eft-à-dire à la fortie du virus , font infurmontables ; c'eft un tiffu de chair dure & ferme , qui ne

fauroit fe diffoudre. Ces puftules fechent, & il y en a pour un mois, avant
que les croutes, qui deviennent enfin
noires, tombent.

8°. *Mead* en a obfervé une efpece,
qu'il appelle *filiqueufe, variolæ filiquo-
fæ;* & qui tient un milieu entre la petite vérole véficulaire & verruqueufe.
Les puftules forment une élévation à
la peau, qui a la fórme d'une filique,
ou d'une coffe de légume ; ces tumeurs
font formées par une humeur lymphatique & prefque tranfparente, répandue dans le tiffu cellulaire.

9°. *Helvetius* diftingue encore la *petite vérole très-difcrete, véficulaire, &
pourprée.* Dans celle-ci, les puftules
font en petit nombre, & il y a une
grande diftance de l'une à l'autre ; on
y remarque des fymptômes de fievre
maligne; le pourpre, les boutons de
rougeole s'y mêlent ; de façon que
tandis que les bras font attaqués de
deux ou trois puftules de petite vérole,
la poitrine eft couverte d'une rougeur
éréfipélateufe, avec des petits boutons
femblables à des grains de millet, &
les cuiffes & les jambes font couvertes
de véficules milliaires ; on apperçoit

dans d'autres parties, comme un pourpre ; de petites ampoules pleines d'une
humeur lymphatique & tranſparente,
qui excedent à peine la ſurface de la
peau.

CONFLUENTES.

Les petites véroles les plus meurtrieres, ſont celles qu'on appelle *confluentes.* Rhaſès les conoiſſoit, ainſi que
le danger qui les accompagne. Il y en
a de ſimples & de malignes.

Les *confluentes* ne différent des *diſcretes* qu'en ce que les puſtules ſe touchent dans celles-ci, & qu'elles ſont
ramaſſées en grand nombre ; tous les
ſymptômes ſont plus graves & plus
violents. La diarrhée accompagne preſque toujours l'éruption, & le malade
ſue toujours moins que dans les *diſcretes :* l'éruption ſe fait le ſecond ou le
troiſieme jour après la fievre ; & plutôt elle ſe fait, plus elles ſont mauvaiſes. Elles tardent quelquefois à paroître juſqu'au cinquieme jour de l'inva-
ſion ; & l'éruption, qui dans les diſcretes, calme toujours les ſymptômes, ne les calme point dans celles-ci.

Il y a tous les foirs un redoublement de fievre ; le vifage fe couvre comme d'une éréfipele , & les puftules font confondues & n'excedent pas la furface de la peau. La fuppuration fe fait mal, on voit par deffus une croute rouffeatre , qui ne tombe , par grandes écailles , que le quinzieme , & quelquefois le vingtieme jour : les adultes font fujets à une falivation abondante , qui ne ceffe pour l'ordinaire que le onzieme jour ; & alors, fi le vifage ou les mains ne s'enflent pas , le malade eft près de la mort.

Les plus formidables parmi les *confluentes* , font celles dont nous allons parler :

1°. La petite vérole *confluente cryftalline* , où les puftules remplies d'une humeur lymphatique fe touchent : elle ne differe de la *cryftalline difcrete* , que parce que fes véficules font réunies enfembles. D'ailleurs tous les fymptômes font plus mauvais. *Kempfer* l'a obfervée fouvent dans le Japon ; *Helvetius* en France ; *Charles Pifon* en a vu une efpece à Paris, qui eft finguliere ; c'étoit comme des vefcies remplies d'humeurs, qui par leur jonction pre-

noient différentes formes , & fem-
bloient avoir des pedicules qui por-
toient des veffies de toutes les formes ;
longues , ovales , rondes , ramaffées
en grapes ; la peau, dans cette efpece,
eft d'un blanc-pâle & bouffie ; il y a ordinairement une diarrhée féreufe , ou
colliquative. Les puftules font grandes,
& moins rouges que dans toutes les
autres efpeces. Les membres font bouffis , & il s'éleve , en différens endroits,
des tumeurs œdemateufes. Cependant
comme l'inflammation eft moins confi-
dérable , à caufe de la grande quantité d'eau qui femble noyer le virus
inflammatoire , elle eft moins dangé-
reufe que toutes les autres efpeces de
confluentes malignes. Parmi ces *confluen-*
tes malignes , *Helvetius* diftingue une
feconde efpece, qui eft :

2°. La *petite vérole cohérente :* dans
celle-ci , la pointe des puftules qui
font jointes enfemble , eft applatie ,
de façon qu'elle forme , fur-tout au
vifage , une furface égale ; on apperçoit comme un pourpre qui fépare les
puftules les unes des autres. Les yeux
font rouges, enflammés ; les tendons
fe roidiffent ; l'éruption arrive promp-

tement & fe fait tout-à-coup ; les puf-
ftules n'ont point de forme réguliere ,
leur pointe eft écrafée , & elles ont
tout au tour un cercle extrêmement
rouge ; le vifage eft gonflé & enflammé ; l'épiderme , qui s'étend également , préfente une furface plate &
irréguliere ; tout eft confondu ; la peau
eft feche , brulante ; les fueurs ne fe
font d'aucune maniere. Toute la furface du corps eft enflammée ; l'ardeur de
la fievre s'annonce par un pouls dur ,
petit , quelquefois précipité ; par des
urines rouges ; les yeux enflammés &
étincellans , ne peuvent fupporter la
lumiere , ils s'éteignent quelquefois
tout-à-coup : le délire fuit un mal de
tête affreux ; les convulfions , la rigidité des tendons , font plus fréquentes
que dans les autres efpeces de *confluentes malignes.* C'eft une des plus dangereufes.

3°. La *petite vérole à placards ; variolæ corymbofæ* : c'eft une petite vérole confluente , où les boutons font
repandus par groupes & par plaques
diftinctes , dans certaines parties du
corps , fur-tout au vifage : on voit des
efpaces confidérables fans puftules :

plus ces plaques font nombreufes, plus la maladie eft dangereufe.

4°. La plus funefte de toutes les petites véroles confluentes malignes, c'eft la *petite vérole noire*, ou *fcorbutique*; *variolæ nigræ* de *Sydenham*. Les puftules livides & noires rendent un fang de la même couleur ; le malade le rend par les urines ; l'éruption fe fait le fecond jour ; le fang fort par tous les couloirs , & on voit couler quelquefois des larmes de fang. Le fond des puftules eft comme noir & fphacelé : la fievre eft d'un mauvais caractere : le fang , toutes les humeurs font dans la diffolution , & le malade fuccombe le fecond ou le troifieme jour.

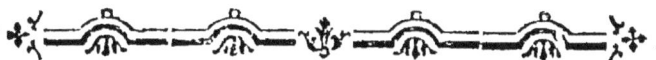

SIEGE DE LA PETITE VÉROLE.

On fait qu'il y a dans le corps humain, un organe très-étendu , qui fert d'enveloppe générale & particuliere à tous les vifceres , & les contient dans leurs cavités : il embraffe les fibres mêmes les plus fines des mufcles, les recouvre

& les lie les unes aux autres , c'eſt ce moyen d'union qui leur donne différentes formes : c'eſt un tiſſu plus ou moins ſerré, compoſé de pluſieurs fibres entrelaſſées en tout ſens, qui forment des mailles, des vuides, des cavités qui communiquent de l'une à l'autre , & qu'on appelle *cellules;* voila pourquoi cet organe porte le nom de *tiſſu cellulaire.* Les trois principales cavités du corps humain ſont tapiſſées de cette toile , qui devient plus ſerrée à tous les endroits où elle ſert d'enveloppe aux viſceres : dans le cerveau la pie-mere, dans la poitrine la plevre, dans le bas ventre le péritoine, paroiſſent n'avoir été formés dans leur origine, que de pluſieurs couches de ce tiſſu qui eſt devenu liſſe & poli aux endroits les plus expoſés à la compreſſion : le tiſſu cellulaire n'a proprement ni veines, ni arteres, ni nerfs qui entrent dans ſa formation ; par conſéquent il eſt inſenſible ; mais il donne paſſage à pluſieurs vaiſſeaux qui ſont très-ſenſibles, & qui étant piqués, donnent des marques d'irritabilité. & de ſenſibilité , voilà ce qui en a impoſé à pluſieurs auteurs : car il n'y a de

ſenſible.

fenfible dans le corps humain que les vaiffeaux & les nerfs : ce tiffu cellulaire compofé de plufieurs fibres & cavités, renferme une humeur platreufe, muqueufe, huileufe, fuivant les fonctions auxquelles la nature le deftine. Quant il s'agit de former un calus, un os ; c'eft un périofte chargé d'une humeur platreufe, d'une colle qui fe durcit : s'il faut former un mufcle, un vifcere, c'eft une matiere muqueufe : s'il faut former un amas de graiffe, c'eft un fuc huileux : c'eft l'organe qui joue le plus grand rôle dans l'économie animale : il tapiffe non feulement les trois cavités ; mais il fournit une enveloppe générale & extérieure à tout le corps, qui communique avec celle des trois cavités.

Il forme extérieurement un fac qui embraffe tout le tronc : c'eft cette portion de tiffu cellulaire, principalement, qui filtre & renferme la graiffe dans fes cellules ; c'eft un matelas couché fur des mufcles, qui les garantit des compreffions étrangeres, & qui leur fournit un fuc huileux capable de les humecter, d'entretenir leur foupleffe, & de faciliter les mouvemens continuels

Tome II.   C

auxquels ils font expofés : ce font des
refforts que la nature graiffe pour
maintenir leur jeu, fans quoi ils fe-
roient bientôt fecs, irrités & ufés.
C'eft encore un réfervoir précieux, où
la nature puife un baume, un fuc doux
& huileux pour modérer, dans les maladies, l'acreté des humeurs qui déchire-
roient, enflammeroient le tiffu foible
des organes, fi elles n'étoient corrigées
& adoucies par un liquide d'une nature
balfamique & mucilagineufe ; auffi remarque-t-on dans toutes les maladies,
qu'il fe fait une fonte de graiffe, qui
eft même effentielle pour une entiere
guérifon.

Le tiffu cellulaire forme à la tête
une efpece de calote qui enveloppe la
boëte du crane ; à la face c'eft un tiffu
foible, moins ferré que dans les autres
parties.

Les extrémités en font recouvertes,
& il y forme une efpece de culotte ou
manche qui ferre les mufcles comme
ne botte, & les empêche de fe dé-
placer.

Ce tiffu cellulaire extérieur communique avec l'intérieur par une conti-
nuité de fibres & de cellules : c'eft une

voie où les humeurs se frayent une route du dehors au dedans, & réciproquement du dedans au dehors : il plonge par les deux principales ouvertures, la bouche & l'anus, dans l'intérieur du corps : il va se joindre dans la bouche avec celui qui tapisse le palais, lésophage, &c. dans l'intérieur du nez, il forme la membrane pituitaire ; du côté de l'anus, il communique avec la péritoine : en outre le tissu cellulaire externe, qui recouvre les parties du bas ventre & de la poitrine, communique encore avec la plevre & la poitrine en plongeant dans l'interstice des muscles. C'est par la voie de cette toile cellulaire que se font plusieurs *métastases* telles que les *sereuses*, les *pituiteuses*, la plupart des dépôts laiteux, purulents ; c'est par là qu'on explique les diverses *fluxions* dont parlent les anciens Médecins. C'est par la même route qu'une transpiration interceptée est portée sur la gorge, dans la poitrine, dans les *sinus* frontaux & maxillaires, dans le bas ventre ; & qu'elle occasionne un mal de gorge, un rhume de poitrine, l'enroument, l'enchiffrenement, un rhume de cerveau, une

diarrhée, une dyfenterie, des coliques,
&c. Mais on a tort de vouloir expliquer toutes les métaftafes par le tiffu
cellulaire ; il y en a de fanguines, de
purulentes, de lymphatiques, qui ne
fe font que par la voie de la circulation.

Le fiége de la petite vérole eft dans
le tiffu cellulaire ; fi elle quitte ce tiffu,
ce n'eft que pour fuivre une route for-
cée & extraordinaire.

Le tiffu cellulaire, communique
avec la peau & la furpeau, par le
moyen des pores ; cela paroît évidem-
ment fur quelques perfonnes graffes
qui ont la peau luifante, ce qui prouve
que cette graiffe a des voies pour tran-
fuder à travers la peau, & parvenir
jufqu'à la furpeau ou épiderme où elle
paroît quelquefois fous la forme d'une
huile. Cela pofé.

Si un homme touche la matiere variolique imprimée fur quelque corps ;
cette matiere d'abord tenace & fous
une forme feche & concrete, s'atta-
chera à la peau, & fera diffoute par
l'humeur de la tranfpiration : la chaleur & l'humidité font deux conditions
effentielles à fon développement ; elles

se trouvent réunies dans le corps animal, il y a la chaleur naturelle, & la
vapeur de la transpiration qui s'en
exhale sans cesse. Cette matiere ou ce
principe de maladie étant ainsi reçu à
la surface du corps, comme dans la
terre propre à le faire germer, sera
entraîné par le mouvement de la circulation du sang, ou par celui de la
limphe dans le tissu cellulaire ou dans
celui de la peau, & occasionnera par
sa présence, & en se multipliant une
irritation légere, comme quelque chose
qui pique : par communication, tous
les nerfs de la peau avertis & ébranlés
en même tems, il surviendra un léger
frisson & un picottement général dans
toute la surface. Cette matiere étrangere logée sous la peau, s'y étend, s'y
développe, & en occupe bientôt toute
l'étendue : elle bouchera les pores, em-
pêchera la transpiration, irritera les
parties : la matiere de la transpiration
interceptée sera repompée, refoulée
dans l'intérieur, ne trouvant point d'issue libre à la peau : sa qualité acre & mu-
riatique la rend propre à irriter, à enflammer les parties par son séjour : si elle
se porte au intestins, elle y occasion-

nera, ou la diarrhée, ou la dyfenterie;
ce qui s'obferve tous les jours à la fuite
d'une tranfpiration fupprimée : fi elle
fe porte à la poitrine, elle y produira
une toux, une difficulté de refpirer;
fi c'eft à la tête, une douleur dans cette
partie : la nature ne pouvant fe délivrer des humeurs qui doivent fortir
par différens couloirs, en eft furchargée, fatiguée : dès lors les fonctions
font dérangées : le cerveau refufe fes
fucs, l'eftomac ne fait plus fes fonctions, la nature cherche à fe débaraffer
d'un corps étranger; elle met en jeu
toutes fes puiffances, elle accélere le
mouvement du cœur pour vaincre les
obftacles; alors la fievre s'allume, le
pouls devient plein, les fymptômes re-
doublent, les organes les plus fenfibles fouffrent, l'irritation dans les nerfs
eft générale, les enfans ont des convulfions, les adultes fouffrent de la
tête, de l'eftomac & des lombes, tout
le long de la moële épiniere; le malade
fait des rêves effrayants, & la nature
pendant trois jours femble opprimée
par un corps dont elle voudroit fe débaraffer. Cependant ce germe étranger
de la petite vérole fe développe, fe

multiplie, occupe le tiſſu cellulaire ou la peau, ſe répand par communication, entre dans la bouche, l'irrite, l'enflamme ; donne une couleur de feu aux gencives : dans la membrane pituitaire il y occaſionne une démangeaiſon & en fait couler quelques fois du ſang : il pénetre, en ſuivant toujours le même tiſſu, dans le pharinx, dans l'éſophage, l'eſtomac & les boyaux ; irrite ces parties ; cauſe dans l'une, une douleur vive, dans l'autre une inflammation ; dans les inteſtins des coliques ſuivies d'un flux de ſang, dans l'eſtomac des douleurs, dans les autres parties une inflammation, un embarras. Enfin le volume de cette matiere augmentant à tous les inſtans, la peau ſe ſouleve ; elle paroît gonflée par ſa préſence, elle ſe gonfle en effet, ſurtout aux endroits où ſon tiſſu eſt plus fin, plus délicat, moins état de réſiſter à la matiere qui cherche à ſe faire jour : ainſi celle du viſage, du ſein & du cou, qui eſt plus fine, plus délicate que partout ailleurs, ſera plutôt ſoulevée que celle qui recouvre d'autres parties. Si la peau eſt trop compacte, trop dure, naturellement, ou par quelque cauſe extérieure, telle

C iv

que la neige, la glace, l'eau froide, un air froid &c: si quelque obstacle s'oppose à l'éruption qui va se faire, le malade périt, parce que la matiere se porte alors, ou sur les poumons, ou sur l'estomac, ou sur les boyaux. Si la petite vérole ne pouvant vaincre les obstacles qui s'opposent à son éruption, rentre alors, la peau qui étoit gonflée, s'affaisse tout à coup; mais cela n'arrive que lorsque le malade ou celui qui le gouverne a empêché l'éruption par l'application de quelque corps froid, par quelque remede administré mal à propos, ou à contre tems, & lorsqu'on n'employe pas l'art de la faire éclore heureusement.

Si la matiere variolique se trouve engagée dans les capsules ligamenteuses des articulations, alors l'éruption est presque impossible, parce que l'obstacle qui s'y oppose paroît insurmontable.

Si elle est repompée dans les vaisseaux sanguins, elle enflamme, déchire ou corrompt les visceres : si c'est dans les reins, elle y occasionne un déchirement, le malade rend le sang par les urines : si elle se porte au foie,

elle le corrompt : fi c'eft dans la fubftance des poumons, elle y produit un
abfcès : elle corrompt celle du cerveau
& le réduit en pus : fi c'eft dans les
vaiffeaux lymphatiques (ce qui eft rare)
elle occafionne un engorgement dans
les glandes, y produit un bubon : fi
elle fuit ces différentes routes, le malade eft toujours la victime. Si elle fe
porte fur la furface externe des vifceres, elle y produit des puftules inflammatoires qui déchirent leurs membranes, y portent l'inflammation, la gan-
grene & la mort. Si elle fe borne au
tiffu cellulaire extérieur, elle n'eft jamais fi meurtriere, & c'eft là fa retraite ordinaire, c'eft le fiége le plus
naturel & le moins dangereux. Si elle
fe porte à la membrane pituitaire, elle
la déchire, occafionne une hémorrhagie du nez ; à la gorge une douleur,
une inflammation & une difficulté d'a-
valer ; fur la trachée artere & les bronches, une chaleur, une toux, une difficulté de refpirer : le malade fe trouve
toujours mal, lorfqu'elle s'éloigne des
parties extérieures. Elle doit donc,
pour que le malade éprouve moins de

danger, fe développer entierement à la
furface du corps, s'y épanouir, en for-
tant du tiffu cellulaire où elle s'eft re-
produite & développée : on la verra
toujours paroître plutôt à tous les endroits où ce tiffu eft foible, & où il y
a moins de réfiftance de la part de la
peau ; elle fortira donc plutôt au vifage,
au cou, fur le fein, fur les mains, que
fur toute autre·partie, parce que le
tiffu cellulaire y eft plus foible, la
peau plus fine, plus délicate que par-
tout ailleurs : elle aura plus de peine à
fortir à la paulme des mains & à la
plante des pieds, qu'ailleurs, parce
que la peau y eft d'un tiffu plus ferme,
plus épais. Quand elle eft fur le point
de faire éruption, elle doit foulever la
peau qui recouvre immédiatement le
tiffu cellulaire ; c'eft ce qu'on voit arriver, ce foulevement de la peau de-
viendra plus fenfible aux parties molles
& mobiles qu'ailleurs ; c'eft ce qu'on
obferve à la peau du vifage qui fe fouleve, fe gonfle d'une maniere fenfible
& frappante. Si cette matiere, qui
fait effort pour fortir, trouve trop
d'obftacles du côté de la peau, &

qu'elle foit détournée de fa route; alors elle abandonne tout a coup l'extérieur, fe porte au dedans, & le malade fe trouve toujours plus mal de cette retropulfion: c'eft ce qu'on voit arriver lorfque la peau du vifage ou celle des mains qui s'étoit gonflée, s'affaiffe, s'applatit tout à coup; ce qui eft un très-mauvais fymptôme, lorfqu'elle rentre après s'être montrée: elle fuit la route du tiffu cellulaire & fe porte alors fur les organes intérieurs, mais toujours au préjudice du malade. Il eft donc effentiel qu'elle fe porte toute entiere fur le tiffu cellulaire externe & qu'elle percé la peau. Il eft très-important qu'elle ne fuive pas le torrent de la circulation, parce qu'elle peut fe porter alors fur la fubftance même des vifceres où fe font les fécrétions, & ronger leur tiffu. L'orfqu'on inocule un enfant, il n'y a rien de plus mal entendu que d'introduire du pus dans les veines; plus l'incifion eft légere, moins la petite vérole eft meurtriere, parce qu'elle ne paffe pas le tiffu cellulaire. Si on avale le virus, ou, il fe trouve repompé par les veines lactées, & porté dans le

fang; alors la petite eft toujours plus
meurtriere que celle qui eft prife par
les pores de la peau, parce qu'en
fuivant le torrent de la circulation,
il eft porté dans l'intérieur de quelque vifcere effentiel à la vie; ou bien
s'attache au boyaux qu'il irrite & enflamme, d'où il réfulte, ou la dyfenterie, ou une inflammation, ou au
moins une diarrhée. Si on prend la pe-
te vérole par le nez, elle porte fon action fur la membrane pituitaire, l'enflamme & la ronge; par communication, le virus pénetre de l'os étmoïde
& de l'intérieur de l'orbite dans la cavité du crane, & donne, ou la céphalalgie, ou le délire, ou l'affoupiffement, ou les convulfions: ainfi la méthode que fuivent les Chinois eft encore très-pernicieufe. Dans un fang fcorbutique, où toutes les parties tendent
à pourriture & à la diffolution; la petite vérole n'aura pas tant de peine à
fe faire jour, ni à fe développer; mais
elle fera prefque toujours mortelle, à
caufe de la difpofition vicieufe des humeurs: elle fera noire, parce que le
fang eft putride & tend à cette cou-

leur : de la complication de ces deux maladies, il en réfultera des accidens qui tiendront de l'une & de l'autre, & qui feront fuccomber le malade. Si la petite vérole faifant effort pour fortir du tiffu cellulaire, la peau fe fouleve irrégulierement, & qu'une eau fe filtre dans l'intérieur des puftules, ou que la matiere de la tranfpiration foit fupprimée ; alors les puftules feront blanchâtres, lymphatiques, prefque tranfparentes : voila ce qui donne lieu aux petites véroles *cryftallines*, *filiqueufes* &c. Si les puftules ne font pas affez abbreuvées, que l'éruption fe faffe mal, & que le tiffu de la peau foit trop ferré, trop denfe ; alors les puftules reffembleront à des verrues : fi les puftules fe jettent fur quelques parties par grouppes ; ce fera la petite vérole à placards.

On ne pourroit jamais fe perfuader que le virus fuive toujours le grand torrent de la circulation, qu'il aille au cœur pour revenir dans d'autres parties, & que la céphalalgie dans la petite vérole, foit un effet de l'action immédiate du virus, ou fur l'origine des nerfs, ou fur les membranes du cer-

veau : fi ce virus rongeant paſſoit par
ces filieres, s'il ſe filtroit à travers la
ſubſtance molle & pulpeuſe du cerveau, le ſujet ſeroit bientôt la victime
de cette marche : il n'eſt pas plus
croyable qu'il ſe filtre avec les humeurs dans les viſceres deſtinés à les
ſéparer ; qu'il puiſſe paſſer par toutes
les filieres des teſticules ou du foie : il
eſt bien plus probable qu'il reſte dans
les gros vaiſſeaux (s'il y eſt jamais)
ſans entrer dans les organes des ſécré-
tions : mais il eſt encore bien plus vrai-
ſemblable qu'il ne ſoit logé que dans
le ſeul tiſſu cellulaire, à travers lequel
il pénétre & ſe répand par la voie des
cellules aux parties voiſines, aux parties intérieures mêmes, de la même
maniere que le ſoufle s'introduit d'une
cellule à l'autre.

Quel que ſoit le ſiége de la petite vérole : elle ne ſera pas moins à mes
yeux la maladie la plus bizarre, la plus
extraordinaire & une des plus dan-
gereuſes de toutes celles qui nous affli-
gent, qui trompe & trompera toujours
les Médecins les plus habiles & les plus
expérimentés.

DIAGNOSTIC.

Il fera aifé de diftinguer la petite vérole de toute autre maladie, fi l'on
fait attention au tableau que nous en
avons fait, en diftinguant toutes fes
efpeces, & aux fymptômes qui l'accompagnent. Son caractere diftinctif eft
de marquer la peau de creux qui fem-
blent avoir fervi de moules à de petits
grains, dont la furface feroit inégale.
Les différentes efpeces font aifées
à diftinguer par leur forme extérieure. Elle differe de la pefte, en ce que
celle-ci produit toujours un bubon à
l'aine, fous l'aiffelle, ou derriere les
oreilles, & n'a pas de puftules qui
marquent la peau. Elle differe de la
rougeole, en ce que les grains de rougeole font plus petits, plus ferrés,
& au lieu de fuppurer parfaitement,
ne forment qu'une farine en petites
lames, qui ne laiffent point de creux
marqués, comme dans la petite vérole. D'ailleurs la toux & le rhume font
les fymptômes pathognomoniques de
la rougeole ; ce qui eft rare dans la
petite vérole. Les fymptômes de la pe-

tite vérole, ſes différens états, & ſes marques, ne permettent pas de la confondre avec les autres maladies, quand elle eſt déclarée : mais avant de paroître, les marques qu'elle donne de ſon exiſtence dans le corps humain, peuvent ſe confondre aiſément avec celles d'une autre maladie. Le ſentiment de ponction à la peau, la rougeur des yeux, des mains, du viſage, le gonflement de ces parties ; la rougeur des gencives, les rêves effrayans, les anxiétés, joints aux ſymptômes pathognomoniques de cette maladie, qui ſont la douleur au creux de l'eſtomac, lorſqu'on le preſſe ; la douleur des lombes, les convulſions dans les enfans, & la douleur de tête, annoncent l'exiſtence de cette maladie dans le corps, & une éruption prochaine.

PROGNOSTIC.

Lorſque la petite vérole a paru, le malade ſe ſent toujours ſoulagé. Plus un ſujet a d'humeurs, plus la petite vérole eſt abondante, parce que le germe a trouvé dans ce corps plus de ſucs pour favoriſer ſa réproduction : tandis qu'un qu'un homme sec aura toujours une petite vérole discrete & clair-semée. Les enfans seront plus exposés à contracter cette maladie, parce qu'ils touchent tout, & jouent avec tout ; parce qu'ils ont les pores & plus ouverts, & en plus grand nombre que les hommes faits ; parce qu'ils suent beaucoup, & ont la peau plus délicate que les autres. Les femmes y seront plus exposées, parce que leur tempéramment approche plus de celui des enfans que le nôtre, à cause de la délicatesse des fibres. Si les habitans du Nord prennent la petite vérole dans les grands froids, ils mourront tous, parce qu'elle ne peut pas faire facilement éruption sur un cuir trop serré par le froid. Tous les peuples qui se frottent le corps d'huiles, de graisses, &c. qui sont malpropres, auront des petites véroles cruelles, dangereuses, irrégulieres, &c. Les peuples qui sont dans l'habitude de se baigner dans un bain tiede avant l'éruption, doivent toujours s'attendre à un heureux succès, parce que le bain en ramollissant la peau, ne peut pas manquer de produire un bon effet.

Tome II. D.

Le danger de la petite vérole se mesure toujours par l'importance de l'organe qu'elle attaque. Plus il sera précieux à la vie, plus le danger sera grand. Si la petite vérole attaque le cerveau, le danger sera, je suppose, comme 4 : si elle attaque l'estomac, les intestins, il sera de même : si elle attaque un poumon, il sera comme 3 ; la bouche, la membrane pituitaire, il sera comme 2 : mais si elle n'attaque que la peau seulement, le danger sera comme 1, & se réduira même à 0 : Puisque son intégrité n'est pas essentielle à la vie. Il est donc de l'intérêt du Médecin & du malade, que tout le venin de la maladie se porte entierement à la peau, puisque c'est l'organe le moins important de tous ceux que nous lui avons comparé. Il est donc essentiel que tout le virus sorte par les couloirs de la surface du corps. Ainsi plus la petite vérole sera éloignée du centre, plus elle sera douce & bénigne. Plus l'éruption à la peau sera facilitée par des dispositions naturelles ou factices, moins la maladie sera à craindre : la mollesse des fibres de la peau, les pores plus nombreux,

plus ouverts, l'état de relâchement de
son tissu, seront les conditions les plus
favorables à une heureuse éruption.
Ainsi, (à raisons égales dans les circonstances extérieures physiques) l'enfant
court moins de risques que l'adulte ;
l'adulte que le vieillard ; la femme
moins que l'homme. A raison des climats, le degré du danger sera propor-
tionné à celui du froid. A raison des tempéramens & des causes accidentelles,
les cacochymes, les corps replets,
bouffis, remplis d'humeurs, auront des
petites véroles plus dangereuses. Les
corps maigres, naturellement, ou par
quelque maladie, par une évacuation
quelconque, par un cautere, un écoulement purulent, auront une maladie
moins abondante, & bien moins dangereuse que les premiers : ainsi une
femme en couche aura une petite
vérole très-légere : un homme qui a
une gonorrhée virulente, plus légere
aussi : celui qui sort des remedes qui
l'ont maigri, la supportera plus facilement qu'un autre : un corps purgé,
évacué, préparé, en aura une plus
douce que celui qui ne l'est pas : ceux
qui ont la peau plus dure, plus serrée,

plus compacte , les pores plus bouchés ; ou naturellement , ou par une cause quelconque , auront une petite vérole , & bien plus difficile , & bien plus périlleuse que d'autres , tout le reste étant égal. Ainsi les Negres , les Hottentots , les autres peuples qui sont dans l'habitude de se frotter le corps de différentes graisses qui bouchent les pores , & empêchent l'éruption ; les Tartares , dont la maniere de vivre avec de la viande de cheval mal cuite & sale , avec du lait de jument , & la malpropreté naturelle rendent leur tempéramment & leur peau différente de la notre ; les habitans du nord qui ont la peau plus dure à cause du froid ; tous ces peuples auront des petites véroles plus meurtrieres , parce que l'éruption sera plus difficile. Les peuples qui habitent des climats brulants , y seront plus souvent exposés que ceux qui sont dans des régions tempérées , parce que la chaleur favorisera , & la contagion , & le développement de la maladie. Plus les causes qui la renouvellent seront multipliées , plus elle sera fréquente : ainsi les peuples les plus près de sa source , ou des inoculateurs,

y feront toujours plus fouvent expofés que les autres. Plus un air fera humide, plus elle fera fréquente ; fur-tout
s'il eft chaud & humide en même tems,
& que les caufes agiffent toujours avec
la même force : par la raifon contraire, plus un climat fera fec, plus elle
fera rare ; s'il eft fec & très-froid en
même tems, elle fera encore plus rare,
(fauf les cas & les caufes extraordinai-
res, telle que l'inoculation) : voilà
pourquoi elle a été fi rare dans le nord.
Si les peuples joignent à des conditions heureufes de la part du climat,
quelques précautions pour éloigner la
maladie, elle fera encore bien plus rare
chez eux que parmi tous les autres : c'eft
ainfi que les Hottentots s'en préferve-
rent pendant plus de quarante ans ; &
que les Perfes qui vivent fous un climat
fec, & qui font dans l'habitude de fe
baigner & de fe parfumer fouvent,
font aujourd'hui rarement expofés à
la pefte & à la petite vérole, au rapport de *Chardin.* Tous les peuples qui
habitent des Ifles ou des lieux ifolés y
feront moins expofés que les autres ;
parce que la communication fera moins
libre & moins fréquente avec les
voifins : voila pourquoi l'Amérique,

les Isles Orientales, l'Islande, le Groen-
land, les Isles de Ferroé &c. n'ont connu la petite vérole que fort tard. Les
enfants dans nos climats y seront plus
exposés que les adultes, tant pour
les raisons principales que nous avons
dit ci-dessus, qu'à cause de l'habitude
où il sont de toucher & manier tout,
surtout avec d'autres enfants dont la
plupart en ont été attaqués. Plus les
hommes seront rassemblés en grand
nombre & rapprochés les uns des autres, plus la contagion sera prompte:
voilà pourquoi à S. Domingue, à
Zempoala dans la Nouvelle-Espagne,
où les hommes étoient rassemblés comme des troupeaux de moutons, la contagion fut si rapide & si dangereuse:
voila pourquoi lorsque la petite vérole
est entrée dans une famille, tous les
enfans de la maison l'ont ordinairement l'un après l'autre, ou tous ensemble: c'est par la même raison que
lorsqu'elle entre dans les Colléges,
dans les Communautés où il y a des
jeunes Pensionnaires; on voit tous ces
enfans en être attaqués l'un après l'autre, si on n'a pas la précaution de les
séparer. Quant aux retours de petite

vérole dans les sujets qui en ont été déja atteints, on y sera plus exposé suivant les circonstances, les lieux qu'on habite, les occasions où l'on se trouve par rapport à la contagion, tout le reste étant égal : ainsi une personne qui a déja eu la petite vérole, court plus de risque en s'exposant à la contagion, qu'un autre dans le même cas, qui ne s'y expose pas. Ceux qui seront plus près de sa source, auront plus de récidives que ceux qui en sont éloignés. Par rapport au tempérament, Rhasés a observé que lorsque la petite vérole a été légere dans l'enfance ; elle revient dans l'adolescence, parce que la premiere a été insuffisante pour détruire la disposition naturelle de nos humeurs à contracter cette maladie ; c'est pour la même raison que les récidives de petite vérole après l'inoculation, sont si fréquentes & qu'elles se multiplient tous les jours, parce qu'on n'a alors que la moitié, pour ainsi dire, de la petite vérole : elle est insuffisante pour nous préserver d'une seconde. Les personnes qui en ont été les plus marquées, sont celles qui courrent moins de risque du retour.

Moins il y aura de boutons dans l'inᵗérieur du corps, moins elle fera dangereufe, quelque abondante qu'elle foit extérieurement : mais fi les boutons font nombreux extérieurement comme dans les confluentes, & qu'il y a un excès d'inflammation, alors il y a un peu plus de danger. Il augmente à mefure qu'on avance dans l'intérieur du corps : ainfi, fi la bouche eft enflammée, fi la membrane pituitaire, fi la gorge, le larinx, l'éfophage, la trachée artere, les bronches font attaqués, il y aura toujours beaucoup plus de danger que lorfque ces parties feront libres : fi les poumons, l'eftomac, les inteftins font attaqués, le péril eft encore plus éminent. Si la dyfenterie fe joint à la petite vérole, la maladie eft toujours plus dangereufe. Si elle attaque un corps rempli de faburre, d'alimens, d'humeurs ; elle eft toujours plus dangereufe. Quant aux différentes efpeces, la plus bénigne & la plus douce eft la petite vérole *locale ;* la *volante ;* celles qui fuivent, font la petite vérole *difcrete bénigne ;* les *lymphatiques ;* les *anomales.* Les plus dangereufes font toutes les efpeces *confluentes,* les *verruqueufes* &
les

les *petites véroles noires* ou *scorbutiques*. Voila le prognostic qu'on peut porter en général sur la petite vérole.

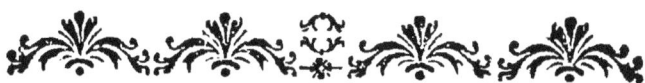

CURATION

GÉNÉRALE.

UN Médecin qui aura parcouru les différens Auteurs qui traitent de la petite vérole, ne saura jamais quelle est la route qu'il doit suivre, à cause de la diversité des sentimens qu'il y rencontre. Il a à combattre un Protée qui se joue sans cesse de l'art, & il ne sait jamais quelle est l'arme dont il doit se servir. La Nature opprimée par un ennemi féroce & formidable, cherche à s'en débarrasser par tous les couloirs : on voit ses mouvemens se diriger du côté de la peau, des intestins, de la bouche : on voit la matiere sortir par une plaie, par un ulcere : on apperçoit une éruption à la peau ; une diarrhée, une dysenterie,

Tom. II. E

une falivation , un écoulement , &c.
& on ignore toujours la voie qui lui
convient le mieux. Le fameux précepte pour le Médecin , eft : *Quâ natu-
ra vergit eó ducendum :* ” La voix de la
” Nature vous empêche toujours de
” vous égarer ”. Ecoutez-là : mais cette voix ne fe fait plus entendre dans
cette maladie : les mouvemens de
cette nature font défordonnés , elle
eft accablée par une matiere mobile ,
meurtriere , qui fe fait jour par tout ,
& qui l'empêche de tendre à fon but.

Plufieurs Auteurs , féduits par ceux
qui les ont précédés , & qui font par-
venus à une certaine célébrité ; en fuivant aveuglément leurs maîtres ; adop-
tent leur théorie , l'embelliffent , & fe
font illufion.

D'autres croyent à un fort inévitable , à une ébullition , à un développement effentiel d'un germe inné.
D'autres , à la vertu incendiaire des
cordiaux , des fudorifiques ; expliquent
la plupart des fymptômes , au moyen
d'un fyftême ingénieux ; donnent abondamment des fudorifiques , fuivant
leur hypothèfe : mais apèrs leur exhi-
bition , il ne refte fouvent qu'une ref-

source stérile, celle d'accuser ou l'art ou
la violence du mal. D'autres, plus har-
dis, trompés tous les jours & par leurs
maîtres, & par le caractere protéifor-
me d'une maladie qui dans une saison est
douce, bénigne, sans danger ; dans une
autre, est meurtriere, affreuse, formidable ; secouent le joug de ces Auteurs
qui font de longues dissertations sur les
rafraîchissants, les purgatifs, les sudorifiques, les cordiaux ; & veulent suivre la nature : mais ils sont tous les
jours trompés, & l'embarras qu'ils
éprouvent, n'est que trop souvent
confirmé, soit par des aveux tacites,
soit par les suites funestes de la maladie.

Mais, d'où vient donc cette impuis-
sance dans le traitement de cette maladie ? Est-elle dans l'art, dans l'artiste,
dans les secours ? Non. Elle n'est que
le fruit des systêmes, & des principes
mal établis. On fait souvent des systêmes
pour la combattre, sans avoir établi
aucun principe fondamental, aucune
base certaine, qui puisse soutenir un
corps de doctrine que l'imagination
seule vient de construire : de-là, les er-
reurs, les doutes, les incertitudes. On
abandonne alors toutes ces hypothè-

ſes ; celui qui veut guerir ne cherche
que des faits ; il en éprouve tous les
jours la néceſſité : il apprend par lui-
même que c'eſt le ſeul fil qui puiſſe l'empêcher de ſe perdre dans un labyrin-
the où il ſe trouve tous les jours égaré :
ce n'eſt que par les faits & les obſerva-
tions , qu'il peut parvenir à une con-
noiſſance certaine : il n'aura pas le mérite d'un ſyſtématique , mais il guéri-
ra mieux ſon malade. Ainſi point de
ſyſtêmes , point d'hypothèſes ! L'obſervation & les faits , voila nos guides,
c'eſt là-deſſus qu'on peut établir une
doctrine ſaine.

FAITS ET OBSERVATIONS.

Avant qu'on eut ſongé à inoculer,
l'obſervation avoit fait connoître que
plus un corps étoit maigre (le reſte
étant égal) , moins le malade avoit de
boutons de petite vérole. Moins un
corps avoit d'humeurs , plus la petite
vérole étoit douce.

Depuis l'inoculation , on a appris
qu'un corps préparé , c'eſt-à-dire purgé , en général avoit moins de boutons que celui qui ne l'étoit pas.

L'expérience a encore appris qu'en difpofant un corps à recevoir la petite vérole naturelle par un régime & l'évacuation , il avoit une maladie bien plus douce que celui qui ne l'étoit pas.

On a encore obfervé qu'un corps maigri par une évacuation quelconque, tel qu'un écoulement vénérien , les vuidanges dans les couches , un cautere , &c. avant de prendre la petite vérole ; l'avoit toujours moins abondante & moins dangereufe qu'un autre (tout le refte étant égal). D'où on peut conclure que tout corps qui a moins d'humeurs qu'un autre , & qui fera préparé précédemment par une évacuation artificielle ou naturelle , aura en général une petite vérole bien moins dangereufe que celui qui ne l'eft pas. De-là la néceffité des évacuations avant que la petite vérole paroiffe.

Le pouls dur & tendu , la rougeur & la chaleur de la peau , me démontre une inflammation dans cette partie. De là , la néceffité des faignées , pour dégorger les vaiffeaux , & appaifer l'inflammation.

L'obfervation de douze fiecles a en-

core appris que là petite vérole la
moins dangereufe, étoit celle dont les
boutons, répandus en petit nombre fur
la furface de la peau, n'étoient point ac-
compagnés de fymptômes violens : &
que l'effort de la nature paroiffoit fe diriger du côté de la peau.

Nous favons, à n'en point douter,
& l'obfervation le démontre, que l'intégrité de la peau eft moins effentielle à la confervation de l'homme,
que celle des organes intérieurs, tels
que les inteftins, l'eftomac, les poumons &c. qui ne font jamais attaqués
de la petite vérole fans danger pour le
malade, au lieu que la peau l'eft fouvent fans aucun. D'où on peut conclure qu'il y a moins de rifque que la
peau foit couverte de puftules de petite vérole, que les inteftins ou l'eftomac &c. Le danger qui réfulte d'un
affaiffement fubit dans le vifage, & les
mains qui s'étoient d'abord enflés ; la
néceffité qu'il y a que ces parties s'enflent ; la mort qui eft fouvent l'effet
d'une réforption fubite de la matiere
variolique ; l'ouverture des cadavres
dans ce cas ; tout confirme qu'il y a
moins à craindre d'une éruption de

puftules varioliques à la peau, que d'une irruption de la même matiere fur les organes internes. De là, la néceffité de pouffer la petite vérole du côté de la peau, c'eft-à-dire de favorifer l'éruption vers fes couloirs.

L'obfervation a encore appris que tout ce qui eft capable de rendre le tiffu de la peau plus réfferré, plus compacte, plus dur, étoit un obftacle à l'éruption de la petite vérole, & rendoit cette maladie plus meurtriere. Le froid du nord, qui empêche quelques fois l'éruption ; la maniere dont les Américains s'y prirent pour fe délivrer de cette maladie, par les bains froids ; la peau des vieillards qui eft plus dure que celle des enfans ; (ce qui rend l'éruption plus difficile & la maladie plus dangereufe); l'application fubite d'un corps froid, qui fait rentrer la petite vérole ; font autant de preuves que la peau a befoin d'être ramollie : de là, la néceffité de préparer cette peau, afin que la petite vérole puiffe éclorre & s'épanouir avec plus de facilité fur toute la furface.

Ainfi tout l'art de traiter heureufement la petite vérole, confiste dans trois principaux objets :

1°. Diminuer la quantité des humeurs & appaiser l'inflammation, afin que la matiere variolique ne soit pas si abondante & que la maladie soit plus légere & plus douce.

2°. Diriger du côté des couloirs de la peau la matiere variolique, puisque c'est l'endroit le plus convenable, & où la nature tend.

3°. Préparer cette peau, ramollir son tissu par toute sorte de moyens, par des secours extérieurs & internes, afin de favoriser l'éruption de la petite vérole.

Le premier s'obtient par les saignées & les évacuants en général, avant que la petite vérole paroisse.

Le second par des remedes altérans capables de chasser l'humeur morbifique, vers les couloirs de la peau ; de les ouvrir & de faciliter la sortie de la matiere étrangere, sans augmenter l'inflammation ; mais en relachant le tissu de la peau : cet effet s'obtient par trois sortes de remedes. 1°. Par le *camphre* qui par sa vertu pénétrante, antisepti-

que, antiphlogiftique, chaffe, corrige
& d'éloge l'ennemi qui eft dans les premieres voies, & le pouffe au dehors,
fans-danger & en appaifant l'inflammation. 2°. Par l'*opium*, qui par fa vertu
calmante, fédative & narcotique, &
par d'autres propriétés qui nous font
inconnues, porte un calme général
dans toute l'économie animale, une
détente univerfelle dont la peau fe ref-
fent. 3°. Par l'*eau froide*, qui donnée
abondamment, & à plufieurs reprifes,
de la même maniere que la donnoit
Rhasès, rafraîchit d'abord l'intérieur du
corps, les entrailles, chaffe les humeurs des premieres voies, leur fert
de véhicule, & enfin porte fon action
fans danger (puifque l'inflammation n'eft qu'a la peau, & que l'application immédiate d'un corps froid
éloigne les puftules, & leur éruption
de la partie qu'il touche) fur la peau
qui fe ramollit, devient moite, fe dé-
tend, & ouvre fes pores pour laiffer
fortir le liquide, dont le corps eft comme noyé.

Le troifieme objet, c'eft-à-dire,
l'art de ramollir par des fecours ex-

térieurs le tiſſu de la peau, ſe remplît par l'application des corps chauds , c'eſt-à-dire, de ceux qui ſont capables de détendre la peau par une chaleur douce , égale ; mais incapables d'augmenter l'inflammation ; tels ſont les bains tiedes , les fomentations , & le bain de vapeurs.

Il eſt inutile de rappeller ici toutes ces vaines diſputes ſur l'uſage des ſudorifiques, des cordiaux, & des rafraîchiſſans qui ont diviſé les Médecins les plus célebres. D'abord , il eſt bon de ſavoir qu'il n'y a dans la nature que l'eau qui mérite proprement le nom de ſudorifique. Si l'on veut appeller enſuite ſudorifiques, tous les moyens externes qui favoriſent l'iſſue de cette eau par les pores de la peau : les couvertures du lit , le mouvement dans une atmoſphere chaude , une étuve , un bain d'eau & de vapeurs, ſeront autant de ſudorifiques. Mais ſi l'on ſe reſtraint à ne donner ce nom qu'aux ſeuls médicamens qui ont la vertu d'exciter la ſueur ; on en trouvera très-peu, ſi on excepte l'eau. On ne pourra mettre dans cette claſſe que ceux qui ont la propriété de procurer une détente générale, & de ramener la circulation au point que le fang laiffe échapper fa partie la plus fluide.: & dans ce cas, les plus puiffans diaphorétiques font les pavots: ainfi l'*opium*, le *laudanum* qui en font les fucs ou l'extrait; le *pavot* proprement dit, & les fleurs de *coquelicot*, feront les plus fûrs remedes qu'on puiffe donner à ce titre : mais ils ne produiront leur effet qu'en détendant toutes les parties; ce qui eft affez indifférent, pourvu qu'on obtienne l'effet qu'on demande. Ils ne pourront même agir de cette maniere que lorfqu'il y aura trop de tenfion, & affez de liquide dans le corps humain pour que la tranfpiration foit augmentée : tous les autres fudorifiques feront infideles; & les Médecins y font tous les jours trompés : il y en a cependant, mais qui n'agiffent que dans quelques circonftances; & fi l'on ne fait attention à l'état des liquides & des folides, on ne réuffit que par hazard ; & on perd fouvent fon tems, & fes peines, fi on s'obftine à les donner fur la foi des Auteurs. Ils agiffent d'une maniere toute oppofée à celle des calmans; c'eft-à-dire en échauffant, en irritant & en fouettant la circulation ; tels font tous les alkalis volatils animaux, l'alkali volatil de vipere, de corne de cerf &c. qui font fuer à coup fûr, lorfqu'il y a affez de liquide dans le corps pour leur fervir de véhicule, & lorfque les folides ne font pas dans un état de tenfion, d'érétifme. Tels font encore quelques bois & racines, tels que le gayac, la fquine, la falfepareille & quelque autres, mais en très-petit nombre, qui agiffent de la même maniere que les alkalis-volatils animaux, c'eft-à-dire, en excitant, en échauffant. Mais comme dans la petite vérole les folides font en général dans un état de tenfion qu'il faut relacher, d'étendre au lieu d'irriter; de-là le danger de donner ces fudorifiques dans la petite vérole. Et comme les pavots produifent un effet contraire, en relachant les folides & en calmant la fougue des humeurs; de-là, la néceffité de les adminiftrer dans le traitement de cette maladie : auffi l'expérience eft elle conformé à ce raifonnement, & dans les cas les plus défefpérées, il n'y a que les parégoriques capables de rétablir un malade dans la petite vérole ; parce qu'ils produifent l'effet que le Médecin défire. D'ailleurs ce n'eft pas une fueur qu'il faut defirer dans la petite vérole, il y a fouvent des fueurs très-abondantes qui ruinent les forces du malade : & on obferve quelque fois que les fueurs font très-copieufes, fans que l'éruption fe faffe mieux pour cela : ainfi ce n'eft pas fur l'ufage des fudorifiques, qui auroient même le meilleur effet, qu'il faut fonder l'art de guérir le malade. Tout l'art confifte à faciliter l'iffue de l'humeur par les couloirs de la peau, fans fatiguer le malade, fans l'incendier & fans l'épuifer par des évacuations trop abondantes. De-là le danger de donner d'autres fudorifiques pour pouffer la petite vérole à la peau, que les calmans ou l'eau. Ainfi pour faire fortir heureufement la petite vérole, il faut bannir de la pratique tous les remedes incendiaires ; & fi le pouls étoit foible, s'il étoit effentiel de ranimer la nature, il faut alors marier

les cordiaux aux narcotiques, & les
goutes anodines de fydenham font le
feul cordial qu'il foit permis de donner
dans ce cas : dans les cas ordinaires,
lorfqu'il s'agit de faire fortir heureufement la petite vérole, le mêlange le
plus heureux, le plus fimple & qui
réuffit le mieux, c'eft le camphre uni
à l'opium : on mêle un cinquieme ou
un fixieme de grain d'opium à un grain
de camphre; c'eft la plus petite dofe,
& c'eft celle des enfans à la mammelle;
on augmente la dofe à proportion de
l'age ; on peut y ajouter fi l'on veut
un grain de fel de nitre : cela réuffit
toujours.

Les ennemis des cordiaux & des fudorifiques font tombés dans un vice
contraire, à force de donner des acides & des rafraîchiffans ; ils glacent,
pour ainfi dire, le fang, toutes les humeurs : il eft moins dangereux cependant de pécher par excès dans cette
méthode que dans la précédente ;
parce qu'il y a phlogofe, inflammation,
& une pente à la pourriture, à l'alkalicité, à la diffolution des humeurs :
mais on perd alors de vue l'éruption à

la peau, qui eft effentielle, & on manque fon but. Ainfi dans l'ufage des rafraîchiffans qui eft fans doute le plus convenable à cette maladie ; il faut toujours y joindre la préparation de la peau. Il eft prouvé que dans la petite vérole, tout ce qui favorife la corruption, l'alkalicité, l'érétifme, la diffolution, la pourriture rend cette maladie plus dangereufe ; de-là, la néceffité des acides, des rafraîchiffans, tels que la limonade, les trois acides minéraux, furtout le vitriolique, à la dofe de quelques gouttes dans l'eau, *ufque ad gratam aciditatem* ; de-là, en même tems, l'inutilité, le danger même des bouillons, des fucs des viandes, & de tout ce qui échauffe & corrompt le fang dans cette maladie : auxquels il faut fuppléer par les crêmes de ris, d'orge &c. (Voyez *la diete de Rhasès.*)

Puifque les rafraîchiffans, les acides font les plus puiffans remedes dans cette maladie ; mais qu'en même tems leur action eft infuffifante : s'ils font même un obftacle à l'éruption de la petite vérole ; il faut donc joindre à leur ufage des fecours qui la favorifent,

fans épuifer les forces du malade. De-
là naît la néceffité de préparer la peau,
par des fecours externes.

FAITS QUI AUTORISENT
CETTE MÉTHODE.

Rhasès faifoit éclore heureufement
la petite vérole , avec un bain de vapeurs, donné avec beaucoup d'art : &
une pratique de quatre-vingt ans lui
en avoit appris l'avantage & la néceffité. (*Voy. Rhasès , Chap. VI.*)

Boerrhave confeille les fomentations
émolliantes à la peau , avant l'éruption , afin de faciliter la fortie des puftules. (*Voy. Boerrhave , Aphorif. de
variolis.*)

On trouve dans l'Hiftoire de l'Aca-
démie des fciences (*An. 1711. pag. 2.*)
que M. *Lemeri* ayant entre les mains un
malade qui avoit tous les fymptômes
de la petite vérole , & voyant qu'elle
ne pouvoit fortir , s'avifa de le mettre
dans un bain d'eau chaude , qui la fit
fortir abondamment. Il falloit remédier
à la fécherefle & à l'aridité de la peau,
„ Cette pratique (dit l'Hiftorien) ,
„ die

» hardie & extraordinaire, eſt re-
» marquable.

M. *de la Metrie* rapporte dans ſon
Traité de la petite vérole, *pag.* 100.
qu'ayant été appellé pour voir un malade, âgé d'environ douze ans, il le
trouva dans une fievre ardente, avec
un ſi profond aſſoupiſſement, qu'il n'é-
toit pas poſſible de le reveiller. L'âge,
les ſaiſons, les ſymptômes, les circonſtances, tout lui fit connoître que la
petite vérole préludoit, & que ſes
ſuites étoient à craindre ; il le fit ſaigner du bras le premier jour, le ſang
étoit rouge & ſec ; le ſecond jour il
fut ſaigné encore du bras, le ſang étoit
plus rouge & plus enflammé ; le troiſieme jour l'affection comateuſe fut en-
tremêlée de delire ; c'eſt pourquoi il le
fit ſaigner encore du bras le matin, &
du pied le ſoir. Ces quatre ſaignées,
aſſez copieuſes, ne dégagerent point
le cerveau, mais diminuerent beaucoup la fievre : il avertit que tout fut
porté au plus haut point de rafraîchiſ-
ſement ; parce qu'il faiſoit un eſſai de
la méthode antiphlogiſtique de Boerrhave, pour faire avorter la maladie,

Tome II.   F

& l'éteindre dans le fang même, à force de rafraîchiffans, d'émollians, de fomentations & de faignées : mais ce fut en vain. Convaincu de l'exiftence du mal, quoique caché, & voyant qu'il ne paroiffoit point le quatrieme jour, il craignit d'avoir recours à quelque cordial, que fon expérience, & les obfervations de Sydenham, lui faifoient redouter ; & le pouls étant encore affez bon pour faire croire que la nature fe fuffiroit à elle-même, il fit mettre tout le corps de l'enfant, jufqu'au cou, dans un bain chaud d'eau & de lait ; la tête fe dégagea peu-à-peu ; les fibres de la peau fe relâcherent ; & enfin dans l'efpace d'une heure de bain, le malade fe reveilla, & deux heures après le bain, les puftules commencerent à percer : & ce qui le trompa, c'eft que malgré la fievre inflammatoire, & l'affection comateufe qui menacent toujours, fuivant l'obfervation de Sydenham, d'une petite vérole très dangereufe ; le malade n'eut que très-peu de boutons, d'un très-bon caractere, dont il étoit à peine marqué trois femaines après.

Un Médecin de Paris, habile & ex-
périmenté, ayant été appellé auprès
d'un malade qui avoit des fymptômes
qui annonçoient une éruption prochaine de petite vérole, & l'ayant trouvé
dans une fievre ardente dont le malade fe fentoit comme embrafé, par les
cordiaux qu'on lui avoit donné; s'avifa,
malgré la violence des fymptômes, de
le faire mettre dans un bain froid,
(notez que c'étoit en été,) d'où il le
fit paffer dans un bain chaud. La petite
vérole fortit heureufement, & tous
les fymptômes furent calmés.

M. *de Sauvages*, Profeffeur favant
& célebre de la Faculté de Médecine
de Montpellier, nous dit, (dans fon
Nofologia methodica, Tom. III. page
381). qu'il y a eu plus de vingt exem-
ples, dans le climat de Languedoc,
fournis par le hazard, qui prouvent
qu'après quelques bains, dont quel-
ques-uns mêmes étoient froids, on a
vu enfuite fortir, contre toute atten-
te, des petites véroles heureufement.

On a du voir que dans l'Ifle de *Java*,
climat ardent, plufieurs Negres furent
fauvés de cette maladie, en fe mettant

au lit, au fortir d'un bain de riviere :
& que les Américains de *Zempoala*,
périrent tous, parce qu'ils fe plon-
geoient, au fortir d'un bain chaud,
dans l'eau froide où ils reftoient.

Daniel Fifcher, Médecin d'Allema-
gne, a tenté de perfectionner la méthode indienne, & il confeille aux habitans de la campagne de prendre,
avant que la petite vérole paroiffe,
des bains d'eau douce & du petit lait ;
& il dit qu'après une faignée & un purgatif, les bains tiedes facilitent non-
feulement l'éruption de cette maladie,
mais même la fuppuration.

On trouve dans l'Hiftoire de l'Aca-
démie Royale des Sciences, (*an.* 1737
pag. 48.) une obfervation qui favorife
encore cette méthode ; on y lit que
» M. *Martin*, Docteur en Médecine à
» Laufane, baffine la peau du vifage &
» de tout le corps avec un linge mol-
» let, trempé dans de l'eau tiede, &
» cela de quatre en quatre heures,
» jufqu'à l'éruption entiere des puftu-
» les. Il a vu les plus grands accidens
» fe calmer fort vite par ce moyen ;
» les puftules paroître de bonne heure,

» & ne laisser aucune cicatrice remar-
» quable.

On peut conclure de tous ces faits,
que toutes les fois qu'on s'est occupé à
ramollir la peau, à remédier à son aridité, & qu'on l'a rendue souple, soit
par des fomentations, soit par des vapeurs d'eau chaude, soit par les bains,
même froids, avant l'éruption ; mais
tiedes ou chauds *instante eruptione ;* on
a toujours obtenu un bon. effet. L'efficacité de ces moyens étant prouvée
& reconnue ; il s'agit de faire choix de
ceux qui sont les plus propres à faciliter l'éruption de la petite vérole, sans
danger pour le malade.

Quant aux remedes internes qui peuvent produire le même effet ; c'est-à-
dire, aider l'éruption, nous avons fait
voir que les meilleurs étoient ceux que
fournissoit le pavot ; & que tous les
autres sudorifiques (à l'exception de
l'eau qui est le sudorifique par excellence) étoient ou infideles ou dangereux.

On est souvent trompé lorsqu'on
croit faire suer ou favoriser l'éruption
de la petite vérole, en couvrant un
malade de couvertures, si on ne la

fait boire abondamment, avant d'en venir là ; on augmente l'inflammation &
on l'étouffe fous le poids de ces couvertures : un corps fec, dont la peau
eſt aride, brulante, enflammée, n'a
befoin, ni de fudorifiques qu'on a tant
vantés, ni de remedes chauds, ni de
couvertures : la peau eſt déja dans un
état de phlogofe, d'inflammation ; il
faut craindre de l'irriter, de l'échauffer,
& d'augmenter cet état par des remedes incendiaires & en couvrant trop
le corps du malade : ainſi ces moyens
font infuffifans, inutiles & dangereux.

La chaleur d'une étuve produiroit
fans doute l'effet que nous defirons :
mais la chaleur externe qui en réſulte,
la difficulté de refpirer, l'épuifement
des forces du malade qui en feroit la
fuite, l'embarras & les précautions
qu'il faudroit prendre ; tout nous in-
vite à y renoncer.

Dans une faifon favorable, telle que
l'Eté, & dans un climat chaud, le bain
d'eau froide faute d'autre, pourroit
être utile, donné quelque tems avant
l'éruption : & il vaut mieux, dans le
cas où l'on ne pourroit fe procurer

d'autre secours qu'un bain froid, en
prendre un plutôt que de n'en point
prendre ; quant il ne serviroit qu'à laver la peau & la tenir propre, il aura
toujours cet avantage ; mais il sera toujours dangereux *instante eruptione*. Ainsi
sans parler des inconvénients du bain
dans cette maladie ; à choisir des deux,
le bain tiede est mille fois préférable
au bain froid, qui n'a qu'un petit avantage & beaucoup d'inconvénients. Le
bain froid durcit la peau, rend son
tissu plus ferme, plus serré, empêche
la transpiration dans le moment, re-
foule les humeurs en dedans, s'oppose
dans l'instant à l'éruption de la petite
vérole, & peut augmenter la violence
des symptômes, surtout le mal de tête ;
& pour toutes ces raisons devient dangereux & suspect : ainsi on ne sauroit
être trop circonspect sur son usage.
Il ne peut, tout au plus, réussir que dans
des pays situés sous la *ligne*, comme
l'Isle de *Java*. Quoique le hazard ait
fait connoître qu'il n'est pas si redoutable qu'on le croit, avant l'éruption ;
il est mortel à l'instant où elle se fait.
Ainsi il faut y renoncer.

Le bain tiede a beaucoup plus d'a-
vantages & moins d'inconvéniens ; il
ramollit, d'étend, ouvre les pores de
la peau, pénetre dans l'intérieur, y
porte un liquide qui humecte, relache
tout & facilite la transpiration & l'é-
ruption de la petite vérole, comme
l'expérience la confirmé. Malgré tous
ses avantages, il peut nuire dans quelques circonstances : Rhasés, qui l'avoit
sans doute essayé dans la petite vérole,
dit qu'il affoiblit & épuise les forces
du malade, lorsqu'il se trouve foible. Il
est prouvé que la transpiration se fait
mieux après le bain, mais il est dou-
teux qu'elle ait lieu dans le bain : le
fluide plus dense que l'air qui touche
dans ce moment la surface de tout le
corps doit empêcher nécessairement la
transpiration ; parce que la résistance
qu'elle éprouve de la part du fluide
nouveau environnant, doit s'opposer à
son issue : l'équilibre des humeurs est
dérangé, du moins en partie : le corps
se trouve alors entre deux milieux différens, l'eau & l'air : la partie supé-
rieure, c'est-à dire, la tête est envi-
ronnée d'un fluide moins dense que
l'eau

l'eau, tandis que le tronc & les extrémités fe trouvent dans un milieu bien
plus épais que l'air, & par conféquent
offrant plus de réfiftance à l'impulfion
des humeurs : que doit il arriver ? Elles
doivent fe porter à la partie qui en
foufre moins ; c'eft-à-dire à la tête qui
eft hors de l'eau, & où les humeurs
vont fe jetter en abondance, parce
que la réfiftance de l'air eft moindre
que celle de l'eau. Auffi remarque t-on
que bien des perfonnes ne peuvent
pas fupporter le bain, à caufe du mal
de tête qui furvient quelquefois, des
éblouiffemens, des étourdiffemens qui
les prennent : fi le bain a des inconvéniens dans l'état de fanté, à plus forte
raifon dans une maladie où il y a fouvent mal à la tête, affoupiffement, délire, convulfions &c. fi les humeurs,
dans cet état, fe portent trop abondamment à la tête, elles peuvent en-
gorger les vaiffeaux, occafionner la
rupture de leurs tuniques, qui font
plus foibles dans le cerveau que dans le
refte du corps : voilà à peu près les
plus grands dangers qui réfultent des
bains tiedes : on peut les prévenir,
ou du moins les temperer, & fi l'on eft

Tom. II.   G

décidé à en faire usage, il faut diminuer le tems de leur durée : ainsi, au-
lieu de prendre un bain tiede d'une
heure, il faut qu'il soit d'un quart,
& les repeter plus souvent. Par ce
moyen, on donne le tems aux humeurs de se remettre en équilibre ;
on évite une partie des dangers dont
nous avons fait mention, & on obtient ce qu'on demande : on relâche le
tissu de la peau, & on la prépare à une
heureuse éruption.

Les fomentations, sur-tout les émolliantes, ont beaucoup d'avantages,
point d'inconvéniens ; mais elles sont
insuffisantes ; elles sont toujours bonnes,
utiles, & souvent indispensables si l'on
veut obtenir une éruption heureuse.
Elles n'ont d'incommode que la difficulté où on est de fomenter, de bassi-
ner les parties du corps les unes après
les autres, souvent d'une maniere inégale, & d'assujettir le malade à cette
opération : néanmoins elles sont, on
ne peut pas plus, avantageuses.

On demandera peut-être : si toutes
ces méthodes ont des inconvéniens ?
Quel est donc celle qui n'en a point ?
La voici : c'est celle de Rhasès. Lors-

qu'il est démontré qu'il est souvent essentiel & indispensable de préparer la
peau; si l'on demandoit à un homme:
comment faut-il s'y prendre pour
ramollir toute la peau par une chaleur
douce, égale, incapable d'offenser son
tissu, d'échauffer trop, d'affoiblir le
malade, d'empêcher la transpiration,
de refouler les humeurs ; enfin, qui
n'eut aucun inconvénient ? & que cet
homme me l'apprit ; sans doute, *effet
mihi magnus Apollo*. Rhasès plaçoit
avantageusement son malade, ou sur
une chaise percée, ou sur un siege
quelconque, c'est égal; il plaçoit devant & derriere deux vaisseaux, ou
bassins, remplis d'eau bouillante ; il
le couvroit d'un manteau ou d'une toile
fermée au cou, au moyen d'une boucle ; de façon que tout le corps, à
l'exception de la tête, pût recevoir
toute la vapeur de cette eau bouillante:
le corps nud du malade ainsi enfermé
dans le vuide, ou la cavité que forme le
manteau, se trouve exposé à une vapeur douce, égale, qui touche tous
les points de la surface, & forme une
atmosphere chaude & humide, qui dilate peu à peu les pores, ramollit le

tiſſu de la peau, facilite la tranſpiration, & ouvre tous les couloirs d
cet organe, ſans inconvénient, ſan
danger pour le malade, de la manier
la plus avantageuſe & la plus capabl
de favoriſer l'éruption de la petite vé
role. C'étoit l'effet d'un raiſonnemen
ſain, fondé ſur l'obſervation & le frui
de quatre-vingt ans de pratique.

Selon moi, cette méthode eſt parfaite; elle eſt aiſée, & il ne lui manque
que la préparation de la peau du viſage, qu'on peut baſſiner à la maniere
de M. *Martin.* Peut-être Rhasès avoit-
il obſervé que de cette maniere il y
avoit moins de puſtules au viſage, &
qu'elles ſe répandoient également ſur la
ſurface du corps, où toute la matiere
variolique ſe trouvoit diſperſée & ſe-
mée également : & cela étant, il pouvoit avoir deux vues, de conſerver la
vie, & la beauté en même tems. On
peut donners le bain de vapeurs pluſieurs fois, rien n'eſt plus propre à faire ſortir heureuſement la petite vérole.
On peut même le donner après l'éruption; il ſera avantageux dans toutes
les circonſtances, dans tous les âges,
& dans tous les tems, & toujours ſans

inconvénient, fans danger. Après ce bain de vapeurs, il ordonne d'effuyer légerement la peau avec des linges doux & fecs. Tandis qu'il ouvroit les portes à l'ennemi, il lui donnoit la chaffe intérieurement avec des corps qui lui font contraires, tels que les froids ; ainfi il faifoit boire abondamment au malade de l'eau froide à petite doze : enfin, il venoit à bout de le chaffer hors du corps. L'expérience a toujours appris que l'application d'un corps froid, faifoit fuir, pour ainfi dire, la petite vérole, & l'éloignoit de toutes les parties qu'il touchoit : l'impreffion extérieure de l'eau froide, ou d'un air froid qui fait rentrer la petite vérole, & empêche l'éruption ; la préfence de la chaleur qui femble l'attirer, & qui la favorife ; l'éruption qui fe fait fur un cadavre expofé dans un endroit chaud ; tout rend cette vérité fenfible, & juftifie la pratique de Rhasès. De-là, l'aphorifme fur cette maladie : *frigus internè, calor externè.*

Lorfque la petite vérole eft dehors, qu'on l'a chaffée de l'intérieur par le camphre, l'opium, l'eau froide, les raffraichiffans, &c. il faut bien fe garder alors de troubler la nature, & de faire des faignées, ou de purger imprudemment un malade, quoiqu'en difent certains Auteurs. Alors, vous avez la douleur de voir le malade faire naufrage, après l'avoir conduit jufqu'au port ; ne troublez jamais la nature : aidez-là, mais avec art. L'éruption étant faite, on ne doit prefque plus s'occuper de l'intérieur, fans quoi vous troublez la nature, vous gatez tout l'ouvrage. Laiffez differter les Auteurs, fur l'ufage des purgatifs : craignez toujours que la petite vérole ne rentre, que les parties qui s'étoient gonflées, s'affaiffent tout à coup : baffinez ces parties avec des décoctions de plantes émolliantes ; faites fans ceffe des fomentations, favorifez l'iffue de toute la matiere variolique à la peau ; faites des fcarifications ; appliquez les véficatoires ; ouvrez plufieurs portes à l'ennemi ; moins il y aura de matiere, & moins la maladie fera dangereufe. Les véficatoires, les fomentations, les fcarifications à la peau, ont toujours réuffi : on n'a jamais difputé fur ce point : mais l'ufage des purgatifs, des fudorifiques, a toujours divifé les Médecins. Il eft trop tard pour purger le malade , il falloit le faire avant que la petite vérole parut ; les évacuations de l'intérieur doivent être faites ; il ne faut en faire qu'à l'extérieur. Dérivez à la peau , faites des ruiffeaux de fang , fi vous craignez un excès d'inflammation , ou que le malade ne fuffoque ; appliquez les véficatoires , tandis que vous donnez le camphre mêlé au nitre intérieurement, pour corriger l'âcreté des cantharides : faites des fomentations , des bains de vapeurs pour ramollir la peau , & faire enforte qu'elle fe souleve : adouciffez les humeurs avec du petit lait fereux & aigrelet : écoutez Rhasès. Quand la fuppuration fe fait , ne vous avifez pas de purger, il en réfulteroit ou la mort , ou une diarrhée cruelle. Ouvrez les puftules en maturité : dérivez toujours les humeurs vers les endroits les moins dangereux : fomentez & ouvrez fouvent la peau , les veffies s'il y en a : effuyez avec du coton ou du linge fin.

G ix

MOYENS DE CONSERVER LA BEAUTÉ.

Si vous voulez conferver la beauté de vos enfans, fuivez les confeils de Rhasès & d'Avicenne. Ouvrez les puftules lorfqu'elles font pleines & mures, avec la pointe d'une aiguille d'or ou d'argent, qu'on plonge au milieu ou au bas de la puftule, & effuyez avec du coton ou du linge ; parce que le pus qui en fort eft d'une nature rongeante. Ouvrez ainfi toutes les puftules du vifage, & effuyez bien proprement. Quand elles font vuides, on les touche avec de l'huile d'amandes douces, ou ce qui eft encore mieux, avec de l'huile d'œuf. De cette maniere, non feulement vous évitez les difformités du vifage, mais vous empêchez cette matiere d'être repompée dans la maffe du fang ; ce qu'il faut toujours craindre. Il eft étonnant que cette ouverture des puftules en maturité, ne foit pas pratiquée plus fouvent, tandis que Rhasès, Avicenne, Riviere, &c. tous les plus grands Médecins, la recommandent. Lorfqu'une tumeur phlegmoneufe eft en maturité, on l'oüvre. Une puftule de petite vérole eft une tumeur phlegmoneufe, qui murit comme les autres, & dont le pus même eft plus corrofif, plus meurtrier, & caufe à la peau, par fon féjour, plus de délabrement que tout autre. Il eft prouvé qu'une puftule de petite vérole, vuidée de fon pus, ne caufe ni démangeaifon, ni croutes, ni creux fenfible, comme un autre, à la peau. Ainfi, il eft de l'intérêt du malade, & de tous ceux qui s'intéreffent à fa fanté & à fa beauté, de vuider les puftules qui font en maturité, moins il y aura de matiere morbifique, moins il y aura de danger. On fe fert enfuite de déterfifs, d'adouciffans, de pomades fans nombre que l'art fournit : les plus douces, les plus fimples, & les plus blanches, font les meilleures : de cette maniere, on relâche, on adoucit la peau, on corrige l'âcreté de l'humeur, & on facilite la chute des écailles. Les fecours externes font auffi importans, pour ne pas dire plus, que les internes.

Si nous voulons réfumer tout ce que nous venons de dire en général fur cette maladie : & déduire des prin-

cipes établis , une pratique fimple ,
aifée & fondée, nous trouvons qu'elle
fe réduit à trois objets principaux.

1°. A diminuer par les évacuations
une matiere étrangere qui couve , qui
va bientôt pulluler , fe reproduire &
occafionner par fa préfence un défor-
dre général dans toute l'économie animale.

2°. A déterminer entierement l'irruption de toute la matiere variolique
qui refte , vers les couloirs de la peau ,
comme vers le lieu le plus propre.& le
plus favorable à fa derniere retraite.

3°. A favorifer fon expulfion entiere hors du corps , par toute forte de
moyens.

La meilleure , fans contredit, & la
plus falutaire de toutes les évacuations
au commencement de cette maladie ,
c'eft la faignée ; elle diminue la quantité des humeurs & le danger de l'in-
flammatien. Ainfi au premier foupçon
de cette maladie, il faut débuter par
les faignées , les répéter, & propor-
tionner leur nombre & la quantité du
fang qu'on tire , à la violence des
fymptômes , à l'état du pouls , à l'âge
& au tempéramment du fujet : on fai-

gne ordinairement du bras ; s'il y a embarras au cerveau, fi le mal de tête eſt
violent , s'il y a un léger délire ; il faut
ſaigner du pied. Ce qu'il y a de plus à
craindre dans l'exceſſive fermentation
où la petite vérole met le ſang ; c'eſt
une inflammation au cerveau, & elle eſt
non ſeulement dans la petite vérole ,
mais dans toutes les maladies, la plus
redoutable de toutes les inflammations :
dès que ſes vaiſſeaux ſont trop pleins ,
trop tendus , le mouvement de ſa ſubſtance néceſſaire pour la filtration des
eſprits, n'eſt plus aſſez libre , & il
peut être gêné à tel point qu'il ne ſe
forme plus aſſez d'eſprits pour entretenir le mouvement du cœur & de la
vie. Les vaiſſeaux du cerveau une fois
engorgés , ſont d'autant plus difficiles
à déboucher, que la plupart ne ſont
point appuyés , ni ſoutenus par des
parties ſolides, & qu'il ſont en quelque forte lâches & flottans ; enfin ils
ſont foibles & ſe dépouillent d'une
partie de leurs tuniques en entrant par
la baſe du crane ; & s'ils viennent à
crever, le moindre épanchement dans
la ſubſtance du cerveau eſt toujours
mortel ; tout cela fait aſſez l'apologie

de la faignée, & furtout de la faignée
révulfive du pied. M. Chirac pendant
fon féjour à Rochefort en 1691, où il
traita beaucoup de petites véroles,
obferva que dans ceux qui en étoient
morts, il y avoit inflammation au cerveau. En conféquence il s'oppofa fortement à tous les Médecins de Rochefort qui avoient un préjugé contre
la faignée du pied; il foutint coura-
geufement cette pratique malgré les
clameurs du public & des Médecins,
& s'en trouva bien. Et en effet la faignée dans les commencemens eft toujours utile, & paroît même indifpenfable pour les raifons fufdites. On
applique les fangfues aux tempes, ou
près des oreilles aux enfans. Mais lorfque l'éruption eft fur le point de fe
faire, & que d'ailleurs l'état du pouls
n'indique pas la néceffité de la faignée,
alors elle pourroit être nuifible: c'eft
au Médecin à diftinguer tous ces cas;
& nous renvoyons au Traité de Rhafès. Dans les trois premiers jours, il
eft effentiel de vuider les matieres qui
font dans les premieres voyes, foit
par l'émétique, foit par un purgatif
léger, foit par le petit lait, ou tout au-

tre fecours. Avicenne nous a laiffé un aphorifme fur cette maladie : *neceffè enim omnino eft in principio lubricam effe alvum.* Rhafès diftingue très-bien le cas où cette évacuation eft né-ceffaire.

Le fyrop de chicorée ou la rhubarbe, font les purgatifs qui conviennent le mieux aux enfans : s'ils ont des vers dans leur eftomac, ou dans les inteftins, la rhubarbe les tue, elle les purge : & fi la petite vérole eft fur le point de faire éruption, cela ne l'empêche point du tout : la rhubarbe eft uu remede divin dans prefque toutes les maladies des enfans : tous ceux qui l'employent fouvent, doivent fe féliciter tous les jours de l'avantage qu'il y a de le donner. La ptifane d'orge nitrée, ou celle de fcorzonere, ou la limonade, ou le petit lait, doivent être la boiffon la plus ordinaire : on doit le nourrir avec des crêmes légeres de riz à l'eau, de l'entilles & autres femblables : cela doit former la bafe de fon régime : point de bouillons, point d'alimens doux, fucrés.

Après les évacuations, on ne doit plus s'occuper qu'à faire fortir la pe-

tite vérole : on favorife fon éruption
par un mélange d'opium & de camphre, par l'eau froide, prife abondamment, par les bains, les fomentations, & furtout le bain de vapeurs.
Toute l'attention doit fe porter à
l'extérieur, depuis le commencement
de l'éruption jufqu'au dixieme ou onzieme jour, c'eft-à-dire jufqu'au tems où
les puftules commencent à fécher. Lorfque tout eft dehors & qu'on ne craint
plus le reflux de la matiere morbifique ;
tous les bons Auteurs, furtout Sydenham, Mead & Freind, ont dit qu'il
étoit néceffaire de purger le corps de
tout ce qui auroit pu être refté en
dedans, ménacer quelque organe effentiel à la vie, & pour éviter un dé-
pôt. Il ne faut jamais fe preffer de
purger lorfque cette maladie eft déclarée, crainte d'une diarrhée quelquefois mortelle, ou d'un reflux d'humeurs. Si au commencement de la fuppuration le vifage & les mains qui s'é-
toient gonflés, s'affaiffent tout à coup ;
il faut expofer le malade au bain de
vapeurs, baffiner, & fomenter ces parties avec des décoctions émolliantes ;
appliquer des véficatoires, rappeller

l'humeur à la peau, par toute forte de moyens : s'il y a un cautere ouvert, un écoulement quelconque, il faut le laiffer, le favorifer même, c'eft une porte ouverte à l'ennemi ; fi la faliva-tion fe fait chez les adultes, il faut l'entretenir. La purgation qui paroît indifpenfable après la fuppuration, eft très-difficile à placer ; il y a beaucoup à rifquer de purger trop tôt, très peu de purger tard : ainfi on ne doit avoir recours à la purgation, que le dixieme, onxieme ou douxieme jour. Après la la chute des croutes le malade doit prendre un bain fait avec une décoc-tion de genievre, ou bien être baffiné chaudement avec la même décoction ; foit pour fervir de vulnéraire à des parties qui ont été excoriées, rongées & déchirées, foit pour emporter tou-tes les croutes & tout le refte du virus qui tient encore fur la peau.

RELIQUATS DE PETITE VÉROLE.

La petite vérole laiffe quelquefois après elle des ulceres, des croutes d'un mauvais caractere : les dartres, la ma-ladie pédiculaire en font quelquafois la fuite : ces reliquats de petite vérole doivent être traités avec les fudorifiques ou les mercuriaux : on se fert avec avantage dans ce cas d'une ptifane faite avec les bois fudorifiques, gayac, fquine, falfepareille avec un nouet de mercure & d'antimoine : on touche en même tems ces ulceres avec une eau mercurielle ; les dartres, la galle, la maladie pédiculaire qui s'y mêlent quelquefois, ne demandent pas d'autre fecours ; ou bien les frictions mercurielles. Quant à ce qui concerne les yeux, nous renvoyons au chapitre XI de Rafès.

PRÉCAUTIONS GÉNÉRALES DANS L'ADMINISTRATION DE QUEL-QUES REMEDES.

Lorfqu'il y a dans les commencemens de la maladie une affection comateufe, que le malade eft dans un affoupiffement dont on ne peut le tirer, alors il faur préférer l'émétique à tout autre évacuant : il faut toujours le donner en lavage dans toutes les maladies, parce qu'alors le malade ne prend

que

que la dofe qui lui convient. Pour les enfans on en met un grain dans un demi-feptier d'eau, & on lui en donne une cueillerée tous les quarts d'heure, jufqu'à ce qu'il vomiffe : lorfqu'il commence à vomir, on s'arrête & on lui donne de l'eau chaude. Pour les adultes, on en met quatre ou cinq grains dans une pinte d'eau, & on en donne un verre tous les quarts d'heures, jufqu'à ce qu'il produife fon effet.

Les narcotiques, trop vantés par Sydenham, doivent fe donner avec précaution, ce feroit agir témérairement que de les donner lorfqu'il y a un affoupiffement, ou un délire : Mead obferve qu'il n'eft pas avantageux de les donner avant l'éruption des puftules, mais lorfqu'elle eft faite, & que le malade a des infomnies procurées par les douleurs, qu'il eft dans l'inquiétude, on peut donner le fyrop de pavot, depuis fix gros jufqu'à deux onces dans tous les âges au deffus de l'enfance : mais tous les fyrops devroient être profcrits dans le traitement de la petite vérole, pour les raifons alléguées par Rhafès, que tout ce qui eft doux & fucré eft nuifible dans

Tom. II   H

la petite vérole. Ainfi on peut écrafer la moitié, ou une tête entiere de pavot & en donner l'infufion au malade lorfqu'il eft agité de quelque douleur vive & infupportable qui femble s'oppofer à l'éruption; alors tout étant dans un état dérétifme, un narcotique donné propos a fait fouvent fortir la petite vérole : on ne doit donner aux enfans qu'une infufion légere d'une pincée de coquelicot qui eft un diminutif du pavot, cela la fait fortir quelquefois, mais on donne avantageufement un narcotique le foir tant que dure l'éruption.

Il y a un jour & un cas critique dans les petites véroles difcretes, où il faut affocier les narcotiques aux cordiaux; c'eft le huitieme jour, lorfque le vifage, au lieu de s'enfler, de s'enflammer, même dans les intervalles des puftules, s'affaiffe tout à coup ou bien devient flafque, pâle, d'un blanc pâle, d'une couleur livide. Le malade eft alors livré aux auxiétés les plus fortes, il eft dans les fouffrances. Sydenham connoiffoit ce cas mieux que perfonne, & donnoit fur le champ un paregorique, furtout fi le cerveau n'étoit pas

menacé d'inflammation ; un fommeil
do x & tranquille étoit la fuite de fes
goutes anonides, qui calment alors l'a-
gitation, temperent l'ardeur du fang,
procurent un gonflement falutaire au
vifage, qui doit arriver le huitieme
jour. Et fi le malade tomboit alors dans
une phrénéfie, il faudroit le faire faigner copieufement ; mais ne point l'expofer à l'air comme faifoit Sydenham.
C'eft un cas très-difficile, & lorfqu'il
n'eft pas poffible de rappeller ce gonflement fi néceffaire par les fomentations, le bain de vapeurs, les calmans
ou les parégoriques ; il faut faire fortir l'humeur par quelque couloir, la rappeller toujours à la peau par des épi-
paftiques, des véficatoires, des fcarifications, & n'avoir recour. aux purgatifs, même minoratifs, que lorfque
ces premiers n'ont pu réuffir. Il faut
que le malade, depuis le troifieme,
jufqu'au dix ou onzieme jour, foit tenu
conftamment au lit dans une température égale. S'il fe leve il faut faire enforte qu'il ne foit jamais faifi par un
froid fubit ; lorfqu'on l'expofe à un
bain de vapeurs, ou qu'on le met dans
un bain chaud ; il faut entretenir la

H ij

chaleur du lit, fi on change fon linge ; il faut le chauffer, afin que la peau fe trouve toujours expofée à une chaleur égale.

On eft tombé dans deux excès, dans le traitement de la petite vérole ; lorfqu'on ne s'eft occupé que de l'intérieur du corps, & lorfque les hypothèfes & l'efprit de parti s'en font mêlés. De-là, les deux fyftêmes fi combattus de part & d'autre : celui des remedes raffraichiffans, & celui des échauffans : *eft modus in rebus.* En général, il y a toujours moins de rifque de rafraîchir que d'échauffer dans une maladie inflammatoire ; & les cas où les cordiaux, les échauffans font néceffaires, font fi rares, qu'il eft tres-poffible de s'en paffer. Et les gouttes anodines de Sydenham, depuis douze jufqu'à trente gouttes, dans l'eau de fleur d'orange, font le meilleur cordial qu'on puiffe donner dans la petite vérole : fi la foibleffe du pouls, l'abatement des forces, la pâleur du vifage, indiquent que la nature a befoin d'être aidée ; donnez-lui un fecours. Mais la force du pouls mefure toujours celle du cordial. Il ne faut pas croire qu'un cor-

dial, ou un fudorifique, feront fortir
la petite vérole fans danger, fi le corps
n'eft pas humecté, fi le virus n'a pas
un véhicule, un liquide qui le porte à
la furface ; il ne faut pas fe flatter non
plus, d'obtenir une éruption entiere
& favorable, fi la peau n'eft pas dif-
pofée, préparée à la recevoir. Ceux
qui font pour la méthode antiphlogiftique, font tombés dans un autre excès. Ils ont recours aux acides minéraux les plus forts, les plus coagulans ;
il faut fe borner aux acides végétaux,
favoneux ; l'eau de grofeille, la ptifane d'orge, le nitre purifié, la limonade, rafraîchiffent affez ; mais on rifque de coaguler le fang, en donnant
l'acide vitriolique, celui d'efprit de
fel, & de nitre ; les deux premiers
font les moins dangereux ; l'acide ni-
treux doit être profcrit. On donne ces
efprits ou acides, par goutes, dans une
grande quantité d'eau, jufqu'à une
agréable acidité ; le goût de l'eau décide la dofe. Voila les plus grands rafraîchiffans qu'on connoiffe ; ils rafraîchiffent fi fort, qu'ils glacent quelquefois le fang : & on ne doit s'en fervir
que dans les cas où il eft menacé d'une

diſſolution prochaine ; dans les tempéramens chauds, ſecs, bilieux & ar-
dens ; dans la petite vérole ſanguine
ou ſcorbutique ; lorſqu'il y a acrimo-
nie, ardeur & chaleur rongeantes.

Le ſeul Auteur qui a pris peut-être
ce milieu ſi difficile à trouver, c'eſt
Rhasès. Le but eſt de faire ſortir la petite vérole : voici comme il s'y prend.
Je ne ceſſe de l'admirer, de l'imiter,
& c'eſt pour ce ſeul chapitre que je
l'ai traduit. L'eau froide donnée ſouvent & à petite doſe, tandis que la
ſurface du corps, qui eſt couvert &
expoſé à un bain de vapeurs qui lui ouvre les pores & la ramollit : voila le
ſecret pour faire ſortir la petite vérole,
& le milieu qui met tous les Auteurs
d'acord.

L'eau froide n'échauffe ni ne rafraîchit ; l'eau à la glace rafraîchit d'abord
fortement, mais enſuite elle échauffe.
cependant l'une & l'autre données en
abondance, font ſuer, & l'eau à la
glace échauffe peut-être trop. Qu'eſt-ce
qu'on craint par l'eau froide ? un froid
ſubit qui ſaiſit, ſuſpend la circulation,
ſerre tout à-coup les vaiſſeaux qui ſont
trop dilatés ; l'impreſſion ſubite de

l'eau froide sur un corps, peut arrêter la tranſpiration & l'intercepter: lorſqu'on ſue, cela peut être dangereux : rien de tout cela n'eſt à craindre dans la pétite vérole, de la maniere qu'on donne ces eaux : on ne ſauroit craindre que la tranſpiration ſoit interceptée par ce moyen, puiſqu'elle ſe fait du centre à la circonférence ; & que lorſqu'on ſue, les humeurs tendent à la ſurface : ici tout favoriſe l'expulſion des humeurs au dehors ; tandis qu'on échauffe, qu'on dilate la peau par un bain de vapeurs : on rafraîchit les entrailles : on reſſerre les fibres de l'intérieur ; alors tout l'effort ou de la nature ou du virus, doit ſe porter à l'endroit le plus ouvert, où il y a moins de réſiſtance : il doit donc ſe porter à la peau. Cette théorie devient claire & évidente par la raiſon des contraires. Un bain froid, ou l'air froid du Nord qui glace, refroidit & reſſerre la peau, tandis que l'intérieur eſt preſque brûlant, fait périr tous les malades, parce que l'éruption ne ſe fait pas, & qu'il y a un obſtacle inſurmontable du côté de la peau : la petite vérole alors

fe cantonne, pour ainfi dire, dans l'intérieur qui eft chaud, & attaque les parties nobles, les organes inté- rieurs, & tue les malades : Lorfqu'on ouvre ces corps, on trouve le poumon, l'eftomac, les inteftins, couverts de puftules. Si dans le tems que l'éruption va fe faire, le malade a l'imprudence de fe tremper dans l'eau froide , il meurt de la petite vérole qui fuit toujours le froid. La plus claire & la plus évidente de toutes les vérités que je connoiffe en Phyfique, & qui fert à expliquer prefque tous les phénomê- nes qui arrivent dans la nature ; c'eft qu'un corps mouvant fe porte toujours à l'endroit où il y a moins de réfiftan- ce. Ainfi , l'afcenfion des liqueurs, l'élévation des vapeurs, les tremble- mens de terre, la flamme excitée par un courant d'air, &c. &c. &c. tout cela prouve qu'un corps mouvant fe porte toujours à l'endroit qui lui réfifte le moins. Une autre vérité démontrée, c'eft que le froid refferre tous les corps de la nature, fans aucune exception ; & la chaleur, par la raifon contraire, les dilate tous. Ainfi fi je parviens à
rafraîchir

rafraîchir & à refferrer les parties intérieures du corps , tandis que je dilate , que je ramollis , que j'échauffe les
parties extérieures , je dois favorifer
néceffairement le mouvement de la
matiere variolique à la furface : c'eft-
à-dire , déterminer fon action du centre à la circonférence , & par conféquent , aider fon expulfion. Ce qu'il
y a à appréhender , c'eft l'impreffion
fubite de l'eau froide fur l'eftomac &
les parties voifines : fi ces parties étoient
enflammées , dans un état même de
phlogofe , cette crainte feroit fondée ;
mais ordinairement elles ne font pas
dans cet état. La nature fait fon effort
vers la peau , & c'eft-là où elle porte
tout le feu de l'inflammation ; & on
pourroit appeller la petite vérole une
inflammation générale de la peau : car fi
l'inflammation ne s'y fait pas , fi elle
arrive dans une partie intérieure , le
malade meurt. Sur mille petites véroles , à peine y en a-t-il une où il y ait
inflammation dans quelque vifcere ,
elle eft toute à l'extérieur. Quoiqu'on
donne de l'eau froide , il ne s'enfuit pas
de-là que le fang fe glace. Tous les jours

dans les fievres ardentes, bilieuſes, la boiſſon la plus agréable pour un malade, eſt celle qui eſt froide : & dans un climat auſſi brulant que la Perſe, Rhasès donnoit l'eau à la glace. Puiſqu'il eſt vrai que le danger qui ſuit l'impreſſion ſubite de l'eau glacée, eſt d'autant plus grand que le corps eſt chaud & dilaté : je ſuis en droit de conclure que puiſqu'elle a réuſſi en Perſe, climat brûlant, où la chaleur du corps eſt très-conſidérable, elle pourroit réuſſir en Europe où la chaleur eſt moindre. A plus forte raiſon, l'eau froide, qui a moins d'inconvéniens que l'eau à la glace, ſur-tout lorſqu'elle eſt donnée à petite doſe, doit-elle réuſſir parmi nous. Si l'eau à la glace a été avantageuſe au milieu de la Perſe, dans la petite vérole : l'eau froide ſimplement, doit l'être à Paris & dans toute l'Europe.

Dans les tems les plus chauds, où un voyageur ſe trouve altéré, où toutes les parties intérieures ſont preſque brulantes & dans un excès de dilatation ; l'eau froide n'a jamais fait mal, ſi elle a été priſe au ſoleil, à l'air chaud. Mais ſi ce voyageur qui eſt dans

une efpece de fievre ardente a l'imprudence d'entrer tout-à-coup dans un
lieu trop frais, tel qu'une grote, une
cave &c., & d'y boire froid ou chaud,
il court rifque d'être faifi tout-à-coup
par le froid, & d'avoir une maladie
dangereufe qui ne devra fa naiffance
qu'à une tanfpiration interceptée fubitement, par la préfence d'une atmofphere froide. Dans ce cas il y a même moins de danger de boire quelque liqueur froide que chaude ; parce que
les humeurs contrebalancées par deux
corps de la même température, con-
fervent mieux leur équilibre, l'har-
monie des parties eft moins prête à fe
rompre, & par conféquent, il y a
moins de danger. Mais fi un voyageur, qui a bien chaud, entroit tout-
à-coup dans un endroit très-froid, &
qu'il y but de l'eau ou du vin chaud,
il eft en danger de périr dans le lieu
même. Preuve évidente que le plus
grand danger réfulte de l'impreffion de
l'air fur la furface du corps. Combien de
fois eft-il arrivé à des gens imprudens,
de tomber malades au fortir d'un bal
dans la nuit, & par un tems très-froid,

ou d'un endroit fort chaud où l'on
étoit en fueur, pour s'être expofés à
l'air froid : tandis que les boiffons les
plus fraîches, les plus rafraîchiffantes,
telles que la limonade, une glace prifes
dans le lieu même, fans fortir, n'a-
voient produit aucun mauvais effet ;
quoique le fang fut bouillant, & tout
l'intérieur du corps dans une chaleur
extrême. Dans la petite vérole, il y a
moins à craindre que dans tous ces cas ;
l'impreffion de l'eau froide fur les organes enflammés, eft bien dangereufe ;
mais ici toute l'inflammation eft à la
peau : c'eft-là auffi où cette impreffion
eft prefque toujours mortelle lorfqu'elle s'y fait. Rien auffi de plus mal entendu, de plus funefte, que d'expofer quelqu'un qui a la petite vérole à un air froid :
& rien en même tems de mieux entendu
que de le mettre dans une atmofphere
douce, chaude : alors il n'y a à craindre
que l'excès de chaleur, & l'aridité de
la peau ; auffi tout ce qui fera capable
de remédier à la féchereffe, à l'aridité,
à la tenfion, à la dureté, à la rigidité
de cette peau fera toujours un fecours
triomphant dans la petite vérole. Tout

ce qui fera capable de rafraîchir, d'humecter & de chasser en même tems, la petite vérole du centre à la circonférence, de l'intérieur à l'extérieur, fera toujours réputé pour un remede falutaire dans le traitement de cette maladie. Donc, l'eau froide donnée intérieurement, & le bain de vapeurs, qui concourrent par une action contraire à produire le même effet, feront dans tous les tems, les deux fecours les plus commodes & les plus puiffans pour favorifer l'éruption entiere de la petite vérole fans danger : effet le plus difficile à obtenir & le plus heureux qu'on puiffe defirer dans cette maladie. Mais celui des deux fecours fur lequel on doit le plus compter ; c'eft fur le bain de vapeurs, qu'on ne doit jamais oublier d'ordonner dans toute forte de petites véroles, parce qu'il ne peut jamais que faire du bien.

PURGATIFS.

Le danger qui réfulte des purgatifs dans le traitement de la petite vérole, lorfqu'elle eft déclarée, eft démontré tous jours par les fuites funeftes qu'ils

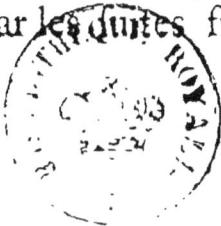

I iij

entrainent après eux , par la dérivation
de la matiere morbifique dans l'intérieur du corps : ainſi il ne faut jamais les
donner que d'une main avare. *Rhasès* ,
Hecquet , condamnent même les purgatifs avant l'éruption, pour cette ſeule
crainte ; & parce qu'on s'oppoſe à l'intention de la nature qui veut pouſſer
la petite vérole à la ſurface de la peau.
Mais ſouvent la nature eſt ſurchargée
d'humeurs ; les premieres voies peuvent être farcies ; alors il faut prendre
un milieu : & lorſqu'il eſt néceſſaire
de déboucher & de vuider , il faut faire
choix des évacuants qui n'entraînent
pas un torrent d'humeurs du côté des
ſelles. L'émétique dans ce cas eſt toujours préférable aux purgatifs draſti-
ques ; ſurtout s'il y a affection comateuſe , aſſoupiſſement , délire leger ,
L'émétique réuſſit toujours , après
avoir dégorgé les vaiſſeaux & appaiſé
l'inflammation par les ſaignées , il faut
faire vomir le malade. Par les ſecouſſes
qu'un émétique donne à l'intérieur,
il facilite l'éruption de la petite vérole :
ainſi lorſqu'il faut évacuer il faut préférer toujours l'émétique aux purgatifs : & afin d'obtenir l'effet qu'on de-

fire , on donne des lavemens qui , com-
binés , avec l'émétique , tiennent lieu
de purgatifs , n'ont point leur inconvénient & rempliffent l'indication.

FIEVRE SECONDAIRE.

Si le onzieme jour , qui eft le tems
où la déffication des puftules commence , où les accidens font appaifés ;
la fievre fe rallume accompagnée de
fymptômes violens , & que le malade
foit dans l'inquiétude ; c'eft une preuve
que toute l'humeur n'eft pas dehors ,
ou qu'il y en a une partie de rentrée ,
qui va fufciter une nouvelle tragédie :
alors il ne faut rien négliger pour la
rappeller au dehors par tous les fecours externes indiqués : on donne intérieurement les parégoriques pour
favorifer fon expulfion : mais fi le malade fe trouve plus mal , fi la mort menace , c'eft une preuve que la matiere
variolique a été repompée dans le fang :
alors fans héfiter il faut faire faigner
le malade du pied , & ne point épar-
gner les faignées ; c'eft le feul moyen
de fauver le malade : les purgatifs ne
réuffiffent que rarement dans ce cas;

I iv

mais comme les évacuations paroiſſent indiſpenſables ; alors il faut avoir recours à l'émétique, & traiter le malade comme ſi la petite vérole devoit faire une ſeconde éruption à la peau. La matiere variolique ne ſe porte jamais impunément ſur les organes intérieurs. Si l'on donne alors des purgatifs, il faut du moins ſe borner à un ſeul, & à un minoratif, ſans quoi il n'y a point de ſureté pour le malade.

On ne s'eſt propoſé dans ce Tableau général de la petite vérole , que de faire voir toute l'excellence de la pratique de Rhasès , ſur-tout dans le premier état de cette maladie , qui eſt le plus difficile à traiter. De donner une idée générale de ſes effets ſur le corps humain , & de la maniere de la combattre. Nous ferions très contens de notre travail , ſi nous pouvions nous flatter d'avoir ſeulement jetté les fondemens d'une bonne pratique. Ce n'eſt , comme on voit , qu'un traitement général. Nous renvoyons au Traité de Rhasès, pour les cas particuliers. Il faut finir par un tableau de l'inoculation.

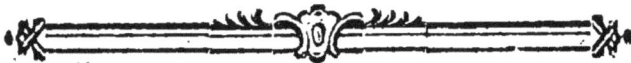

AVANTAGE ET DANGERS

DE L'INOCULATION.

JE ne trouve dans l'inoculation qu'un avantage, & au moins vingt-cinq caracteres de réprobation.

Son avantage eſt la préparation du ſujet : voilà le ſeul que je lui connoiſſe, encore ne lui appartient-il pas, puiſqu'il eſt étranger à l'inoculation. L'art de préparer un corps appartient à la médecine ; l'art de donner une maladie ne lui a jamais appartenu. Ainſi on peut déja conclure que la méthode, qui ſe borne à inoculer ſans préparer un corps, n'a point d'avantages. Donc l'inoculation eſſentiellement, n'a pas le moindre avantage.

Eſt-il utile de préparer un corps avant qu'il ait la petite vérole ? Cela eſt inconteſtable.

Eſt-il utile d'inférer le levain de la

petite vérole ? C'eſt ce qu'il faut exa-
miner.

D'abórd je n'entreprendrai point
d'agiter, ni de réſoudre cette queſtion
morale; ſavoir, ſi un pere a le droit de
tentèr l'inoculation ſur ſes enfans ? C'eſt
l'affaire des théologiens, & je ſuppoſe
qu'il en a le droit.

Le premier & le plus grand tort de
l'inoculation, c'eſt de vous donner une
maladie que vous n'avez pas, & qu'il
n'eſt pas néceſſaire que vous ayez.
Voilà déja un caractere irrévocable de
réprobation.

Le ſecond, de conſerver pour ſon
uſage le germe d'une peſte étrangere.

Le troiſieme, de l'introduire dàns nos
veines.

Le quatrieme, de donner une maladie qu'on peut avoir ſix fois.

Le cinquieme, de forcer la nature
à produire un effet contraire à ſon intention.

Le ſixieme, de produire très-ſouvent
une petite vérole incomplette, in-
ſuffiſante, incapable de détruire entierement dans l'homme, la diſpoſition
des humeurs, la faculté qu'il a de dé-

velopper en général, une fois en la vie, le levain étranger de cette maladie : par l'inoculation on ne prend souvent qu'une maladie imparfaite, batarde, quelquefois locale.

Le septieme, de laiffer au malade une incertitude fur le retour de cette maladie, après l'avoir éprouvée une fois.

Le huitieme, de donner une maladie qu'on n'auroit peut-être jamais.

Le neuvieme, de ne produire quelquefois aucun effet, c'eft-à-dire, de ne pas donner la petite vérole au malade, qui prend enfuite la naturelle.

Le dixieme, de ne porter avec elle aucun caractere de remede, d'antidote, ou de préfervatif ; au contraire, de n'être que l'art nouveau & extraordinaire de donner un mal : ce qui eft directement oppofé à l'intention du Médecin & au but de la Médecine, qui ne doit admettre chez elle que ce qui peut rendre l'homme fain, pur ; & écarter de lui tout çe qui eft capable de le rendre impur ou mal-fain. Le but de la médecine eft de guérir ; l'inoculation rend malade. Donc cette opéra-

tion doit être rejettée de son sein ;
puisqu'elle ne porte avec elle aucun
moyen salutaire.

Le onzieme , de rendre la petite vérole plus commune, plus fréquente ;
de la faire renaître lorsqu'elle paroît
anéantie, & de donner naissance aux épidémies qui , dans une mauvaise saison,
peuvent faire périr un million d'hommes.

Le douzieme, de donner quelquefois
une maladie très-grave à la place de
celle qu'on attendoit, ou avec elle ;
telles que les écrouelles , les maux vé-
nériens. (Voy. le Rapport des six Com-
missaires. pag. 58. 59. Paris 1765.)

Le treisieme, de faire naître avec la
petite vérole , la rougeole, des bubons , des dartres &c. (Voy. ibid.)

Le quatorzieme , de laisser après
elle des dépots, des abscès, surtout
dans les articulations. (ibid.)

Le quinzieme, de donner quelquefois la mort. (Voyez le nombre des
infortunés dans le rapport cité & le
supplément.)

Le seizieme , de ne point mettre à
l'abri du retour , après avoir donné
une petite vérole complette.

Le dix-feptieme, de donner quelquefois une petite vérole confluente avec le pus d'une petite vérole difcrete.

Le dix-huitieme, de donner, dans un tems, une maladie dont on peut avoir déja reçu le levain qui couve dans les humeurs; & par ce moyen, faire naître deux maladies, l'une à la fuite de l'autre.

Le dix-neuvieme, d'altérer quelquefois la conftitution naturelle d'un corps, & de le laiffer toute fa vie languiffant.

Le vingtieme, de tranfmettre à la poftérité, tant que l'inoculation fera en vigueur, une pefte qu'on peut anéantir.

Le vingt-unieme, de n'être point un art raifonné, fondé fur de bons principe, fur une théorie faine; au contraire de n'être qu'une méthode qui ne doit fon origine qu'à la crédulité, à la fuperftition, & que les plus grands Médecins ont condamnée.

Le vingt-deuzieme, d'empêcher la petite vérole de s'épanouir fur toute la furface de la peau, lorfqu'elle doit être abondante, puifqu'on n'ouvre qu'un couloir à la matiere variolique ; ce qui rend quelquefois la maladie fatale , parce qu'elle n'a qu'une issue pour sortir.

Le vingt-troisieme ; d'être non seulement un art extraordinaire & meurtrier ; mais d'être encore un art imparfait , puisqu'il a été souvent fatal , puisqu'on inocule de cent façons différentes , puisqu'on ne lui a jamais joint la préparation de la peau , qui étoit essentielle.

Un art qui n'a d'autre mérite que celui de donner une maladie , devroit au moins dédommager , par sa perfection , & du désagrément de l'éprouver , & du retour de la même maladie ; mais il ne met quelquefois à l'abri ni du danger de la maladie , ni de la mort , ni de la récidive. Quel est donc le motif de consolation qui me donne , lorsque je me fais inoculer ? Le bien qu'il peut avoir procuré , est-il capable de compenser le danger de la récidive , à laquelle je suis sans cesse exposé ; lorsqu'on ne prend aucune précaution pour anéantir la petite vérole.

Le vingt-quatrieme : d'avoir été bla-
mée par les plus grands Médécins,
Boherrhave, *Hecquet*, *Aftruc*, &c.
& de voir dans un rapport d'une des
plus célebres Facultés du monde, un
Arrêt de condamnation contre elle,
figné par Meffieurs *de l'Epine*, *Bouvart*,
Verdelhan, *Baron*, *Macquar*, tous
Médecins de nom, refpectables, &
les premiers Praticiens de Paris.

Le vingt-cinquieme : de n'avoir
rien qui l'autorife & lui ferve de fon-
dement, qu'un fyftême infoutenable,
c'eft-à-dire, un deftin aveugle & irrévocable, qui condamne à la petite vérole : & une idée abfurde, fuperftitieufe, qui eft celle du germe inné.

Il y a plus de deux mille ans que le premier Légiflateur en Médecine, *Hippocrate*, eut les mêmes préjugés à combattre, fur une autre maladie. On appelloit
de fon tems, l'épilepfie, *morbus facer*,
maladie facrée : on en attribuoit la caufe
aux Dieux. Il fentit combien cette idée
faifoit tort à la Médecine, & étoit capable de retarder fes progrès. Il fe fer-
vit de tout fon génie pour la dépouil-
ler de cette erreur. Il s'éleva avec

force contre ces gens crédules & superstitieux ; & il est impossible en même tems, de montrer plus de respect qu'il en avoit pour la Divinité ; il le prouve dans tous ses écrits. Il dit, en parlant de cette maladie sacrée : *de morbo sacro vulgó appellato sic se res habet. Neque quicquam aliis morbis divinius aut sacratius, sed eandem ex quâ reliqui morbi oriuntur, naturam habere mihi videtur. Homines veró ex imperitia & admiratione ei naturam quandam & causam divinam inesse censuerunt, quód nulla in re reliquorum morborum similis esset... Non hominis corpus à Deo inquinari existimo ; impurissum à purissimo. quin si fortè contingat ut ab alio coinquinetur, aut quid patiatur, à Deo expiari magis quam inquinari cupiat.* (a)

Hippocrate avoit bien raison, Dieu ne souille rien. Comment peut-on croire que le corps de l'homme sorte impur de la source la plus pure ? Si le corps de l'homme a donc été pur dans son origine ? Si la petite vérole, ma-

(a) Hipp. *De morbo sacro.* Sect. III. p. 301 & 303. fœsio interpr.

ladie

ladie nouvelle & acquife, n'eft point héréditaire, comme nous l'avons prouvé ? Les hommes n'en portent donc pas le germe dans leur fang. Si cette idée eft abfurde, fuperftitieufe, infoutenable ? Si ce germe eft un être chimérique ? il n'eft donc pas effentiel qu'il fe développe, puifqu'il n'exifte pas. Donc il n'eft pas néceffaire d'avoir la petite vérole. Donc on eft mal fondé, lorfqu'on n'inocule que pour développer un germe. Si le feul principe qui autorife cette pratique, tombe en ruine, quel doit être le fort de l'inoculation ?

On eft donc forcé de convenir que tout art en général, de donner une maladie, eft un mauvais art, puifqu'il n'eft pas effentiel d'en avoir aucune. Dans fon principe l'inoculation eft donc un art funefte. Mais lorfqu'elle fera accompagnée de la préparation du fujet, elle fera moins perfide. Donc tout l'avantage de donner la petite vérole confifte dans la préparation. Ainfi on ne dira plus, l'inoculation eft bonne ; mais on doit dire la préparation eft bonne. Sans cette préparation,

Tom. II.   K.

combien auroit-on fauvé d'inoculés ?
Si malgré cette préparation, il eſt encore arrivé des événemens finiſtres,
qui l'ont fait condamner par les plus
grands Médecins, par combien de
raiſons ne doit-elle pas être proſcrite ?
Qu'on ne diſe plus, nous avons vu des
centaines d'inoculés qui ont échappé
à la petite vérole. Si l'on vouloit faire
une liſte de tous ceux qui ont échappé
à la naturelle, quelle feroit la plus
longue ? On voit, dans de bonnes
faiſons, des milliers d'enfans échapper
à la petite vérole naturelle ; on ne dit
rien ; cela ne frappe pas ; perſonne
n'en parle. Il faut être juſte. Ainſi
point de ces lieux communs, *nous en
avons vu des centaines*, &c. Il y a
des faiſons cruelles pour la petite vérole. L'inoculation a eu ſes tems défavo-
rables : l'année qu'elle fut bannie d'An-
gleterre, elle étoit tombée dans une
mauvaiſe faiſon ; auſſi fit-elle naître
des petites véroles formidables.

Nous avons prouvé qu'elle n'eſt
point admiſſible dans un état, puiſqu'elle entretient, nourrit la maladie,
l'empêche de diſparoître, multiplie le

nombre des morts & des épidémies.
on a vu les conclufions de fix des
douze Commiffaires nommés par la
Faculté qui font contre la petite vérole
artificielle, qui a plus d'inconvéniens
que la naturelle. Nous avons fait voir
que fi jamais elle a paru avoir quelque
avantage, il ne peut réfulter que de
la préparation du fujet. Il s'agit d'exa-
miner actuellement, fi un corps préparé & expofé à la contagion, court
moins de rifques, que lorfqu'il reçoit
la petite vérole par l'inoculation ; &
s'il vaut mieux expofer ainfi les enfans,
après les avoir préparés, que de les
inoculer après la même préparation :
lorfqu'on eft décidé à leur donner la
petite vérole.

Il eft prouvé que la plus petite
molecule de pus variolique introduite
dans la peau avec la pointe d'une épin-
gle, peut donner une petite vérole
très-abondante. Ainfi ce n'eft pas de
la quantité de la matiere variolique,
ni de la grandeur de l'incifion que dépend le fuccès de l'infertion de cette
maladie : c'eft égal, pourvu qu'un
atôme entre dans le corps, il eft ca-

K ij

pable de donner la petite vérole. Si le levain de la petite vérole entre par la bouche il y a du danger : s'il eſt introduit par le nez, il y en a encore : s'il entre par les pores de la peau il y en a moins. Il eſt prouvé que cette maladie ſe communique par le contaɛ̃ : elle entre donc alors par les pores de la peau ; & c'eſt la voie la plus ordinaire & la moins dangereuſe. Cela poſé.

Je ſuppoſe qu'un pere ait des raiſons pour donner la petite vérole à ſes enfans. Il voit régner cette maladie autour de ſa maiſon, il eſt inquiet, il tremble pour leur vie, il ne peut les envoyer ailleurs (car c'eſt alors le parti le plus ſûr & le plus prudent) en un mot, il veut que ſes enfans ſoient préparés à recevoir ce monſtre qui rôde autour d'eux & les ménace ; pour prévenir ſes attaques. Quel parti prendre ? Suivra-t-il le conſeil de Boerrhave, & de cette mere tendre & éclairée, qui prépare elle-même ? Suivra-t-il l'avis des inoculateurs ? La nouvelle méthode des Circaſſiens ? (Nous le ſuppoſons toujours obſtiné à ne point prendre des précautions ; car il pourroit fe fervir avantageufement des parfums, des bains de genievre, du vinaigre : furtout il éloigneroit fes enfans de la contagion). Pour le déterminer alors au parti le plus fage, il n'y a qu'à faire le parallele de l'*inoculation* & de la *contagion*.

Tout l'avantage que peut avoir l'inoculation, confifte dans la préparation. Dans les faifons favorables, où les épidémies de petite vérole font douces ; c'eft la nature qui a déja préparé les corps. La mere éclairée prépare fes enfans : Boerrhave la confeille. Donc il faut que ce pere prépare fes enfans par un régime de quelques jours, & à peu-près de la maniere indiquée. L'expérience a prouvé que les bains tiedes & les fomentations émolliantes à la peau étoient avantageufes avant de prendre la petite vérole. Il fera donc utile de faire prendre des bains tiedes à l'enfant, ou bien de baffiner, de fomenter, de ramollir fa peau par toute forte de moyens, puifque cela fait partie de la préparation. Il fuivra à peu-près la méthode qu'on fuit lorfqu'on veut inoculer. L'enfant étant tout prêt à recevoir la petite vérole, il y a deux moyens, la *contagion* ou l'*inoculation*. L'inoculation a 25 vices essentiels; voyons combien en a la contagion, qui lui est comparée article par article.

1°. Quant à la conscience, si un pere a des scrupules, il les sauve en quelque sorte en exposant à la contagion; il ne sauroit les sauver par l'inoculation.

2°. L'une & l'autre ont également tort de donner la petite vérole qu'il n'est pas nécessaire d'avoir. Premier vice commun à l'une & à l'autre.

3°. L'inoculation pour être exercée, a besoin de conserver un germe; la contagion n'a pas cet inconvénient pour un état.

4°. L'inoculation introduit la matiere variolique dans les veines, ce qui est très-dangereux; la contagion n'a point cet inconvénient.

5°. L'inoculation donne une maladie qui peut revenir jusqu'à six fois, la contagion a le même inconvénient pour un sujet. Deuxieme vice de la contagion.

6°. L'inoculation force la nature à produire un effet contraire à son intention. La contagion n'a pas le même inconvénient.

7°. L'inoculation produit souvent une petite vérole imparfaite, bâtarde, locale, par l'ouverture qu'elle fait. La contagion peut la produire de même ; mais il y aura toujours moins d'inconvénient & moins de rifque de la récidive.

8°. L'inoculation donne une maladie qu'on n'auroit peut-être jamais ; la contagion ne la donne pas fi facilement. C'eft toujours un vice.

9°. L'inoculation eft quelquefois infrуctueufe, la contagion l'eft auffi ; l'inoculation laiffe alors une plaie, la contagion ne laiffe rien.

10°. L'inoculation n'eft point un remede, ni la contagion. Quatrieme vice de la contagion.

11°. L'inoculation rend la petite vérole plus fréquente, la contagion en fait de même. Cinquieme vice de la contagion.

12°. L'inoculation donne quelquefois une maladie très-grave à la place de la petite vérole ; la contagion n'a point cet inconvénient.

13°. L'inoculation fait naître d'autres maladies avec elle qui lui font étrangeres ; la contagion ne le fait pas.

14°. L'inoculation laiffe fouvent après elle des dépôts , des abfcès à l'extérieur du corps , dans les articulations ; la contagion qui attaque un corps bien préparé ne le fera pas.

15°. L'inoculation a eu fouvent des victimes ; il n'eft point encore prouvé qu'un corps bien préparé l'ait été.

16°. L'inoculation ne met point à l'abri du retour de la petite vérole , la contagion ne le fait point auffi. Sixieme vice de la contagion.

17°. L'infertion avec du pus d'une petite vérole difcrete , a donné une petite vérole confluente , la contagion peut avoir le même inconvénient. Septieme vice de la contagion.

18°. L'inoculation peut donner une petite vérole , quoique vous en ayez déja reçu le levain , & en faire naître deux ; la contagion a le même inconvénient. Huitieme vice.

19°. L'inoculation altere quelquefois la conftitution naturelle du fujet & le laiffe toujours languiffant : il eft

rare

rare que la contagion produife cet effet. Ce n'eft pas moins un neuvieme vice.

20°. L'inoculation conferve la petite vérole & la tranfmet à la poftérité ; la contagion ne la tranfmet pas.

21°. L'inoculation n'eft fondée que fur la fuperftition, la contagion de même. Dixieme vice de la contagion.

22°. L'inoculation n'ouvre qu'un couloir à la matiere morbifique ; la contagion, fans la déterminer à couler par un feul, les laiffe tous ouverts.

23°. L'inoculation eft un art imparfait, ne donne qu'une maladie imparfaite, & laiffe le malade plus expofé à la maladie que celui qui l'a gagnée par contagion.

24°. La pratique de l'inoculation porte principalement fur un fyftême abfurde; quand on s'expofe à la maladie, on n'eft pas mieux fondé. C'eft un vice dans le principe.

25°. L'inoculation donne quelquefois la petite vérole, quelquefois ne la donne pas : il en arrive de même par la contagion. Il y a des fujets qui la prennent, d'autres qui ne la prennent pas : tant mieux. Mais fi la difpofition eft dans les humeurs, il eft inutile d'inoculer ; la contagion produira la maladie ; & il n'en réfultera jamais tant d'inconvéniens que par l'inoculation, qui force la nature.

Ainfi de deux corps préparés précédemment à recevoir la petite vérole, l'un par la contagion, l'autre par l'inoculation : celui qu'on inocule a contre lui vingt-quatre circonftances malheureufes, tandis que l'autre qui la gagne par contagion n'en a que dix à craindre : & encore ces dix fe trouvent elles toutes à un degré de danger moins éminent que les mêmes qui appartiennent à l'inoculation. D'où on peut conclure qu'il y a à parier vingt-quatre contre dix, qu'un enfant préparé & expofé enfuite à la contagion, éprouvera moins de fuites fâcheufes de la part de la petite vérole, que celui qu'on inocule. Si le premier n'a que dix chances malheureufes à courir, & que l'autre en ait vintgt-quatre, il eft évident qu'il eft moins dangereux (lorfqu'on eft préparé) de s'expo er à la contagion qu'à l'inoculation. Ainfi un-pere qui eft dans le cas de donner la petite vérole à fon enfant faira toûjours mieux (après l'avoir préparé) de l'expofer à la contagion qu'à l'inoculation. De cette maniere, on ne forcera pas la nature à produire un fruit précoce, prématuré, imparfait. On n'expofera point le fujet à recevoir une autre maladie à la place de celle qu'on vouloit lui donner; on n'aura même aucun regret, aucun reproche à fe faire après l'événement : on aura tout l'avantage de l'inoculation, fans avoir aucun de fes inconvéniens : & nous perfiftons à foutenir que l'inoculation eft plus pernicieufe même que la contagion : mais que la préparation du fujet fera toujours avantageufe dans l'une & dans l'autre. Il eft donc bon dans tous les cas de préparer un fujet. La préparation fera parfaite, fi on y joint celle de la peau. Mais tout moyen qui me donnera une pefte que je ne dois point avoir fera toujours regardé comme un art étrange, meurtrier, funefte & étranger à la médecine. Donc l'inoculation doit être profcrite. Donc la contagion doit être profcrite auffi.

Si notre négligence funeste est cause que la petite vérole habite si longtems parmi nous, & que cette maladie nous menace tous les jours, au point qu'elle paroît inévitable : alors il faut la prévenir, disposer notre corps à la recevoir, non d'une maniere sanglante, mais par une conduite raisonnée, sage & prudente, capable d'adoucir la férocité de ce protée égyptien ; imiter celle de la mere éclairée, ou celle des Circassiens, suivre le précepte de Boerrhave, écouter Rhasès ; & de la réunion de tout ce que ces méthodes peuvent avoir de bon, en faire un tout salutaire, un art, un préservatif capable de prémunir un corps contre la violence de ses attaques.

De toutes les manieres de communiquer la petite vérole, la plus mal conçue & la plus dangereuse, est celle qui n'est pas précédée de la préparation du sujet. Ainsi toutes les fois qu'on perdra de vue cet objet ; on ne réussira jamais à donner une petite vérole sans danger.

Le sujet étant préparé, la plus pernicieuse est celle qui fait l'incision là plus grande & la plus profonde. La moins dangereuse sera celle de donner la petite vérole sans faire de plaie, qui sera précédée de la préparation de l'intérieur du corps & de la peau. Ainsi la nouvelle méthode des Circassiens où l'on s'occupe principalement de la peau, dont on ramollit le tissu par des fomentations & par l'application des herbes émolliantes, est une des moins vicieuses ; elle approche de la perfection, si le corps est bien préparé.

Celle des prêtres Indiens est la mieux raisonnée & la mieux fondée. Ils préparent les corps avec des nourritures végétales, un mois d'avance. On leur défend les poissons, le lait, le beurre, toutes les substances animales, ce qui est très-bien entendu : on prévient par-là une partie de la malignité de la maladie, la pourriture, les vers &c. Il faut supposer, pour completter l'avantage du régime, que les melons des Indes qu'ils prescrivent, sont sains, & ne sont pas pernicieux comme ceux d'Europe. Ils font des incisions superficielles, ce qui est moins dangereux que les profondes. Avant que le levain se développe; ils font des ablutions sur le corps du malade, le lavent, lui donnent des douches à l'eau froide, ce qui est assez bien fondé dans un climat chaud; cela emporte la crasse naturelle de la peau, la tient propre, & ouvre ses pores : mais ils suspendent les douches lorsque la fievre paroît; ce qui est très-bien entendu : s'ils les continuoient, elles saisiroient le malade tout-à-coup, & seroient un obstacle à l'éruption de la petite vérole; on ne les reprend qu'après la chute des croutes; ce qui est encore avantageux, soit pour fortifier le tissu de la peau qui a été fatigué, délabré par la présence d'une matiere rongeante, envenimée, soit pour entretenir une propreté salutaire, soit pour empêcher la communication de la maladie, dont le virus peut tenir quelque tems à la peau. Il y a deux choses remarquables dans cette pratique; les ablutions données très-à-propros, & la nourriture végétale, qui est la seule qui convienne dans cette maladie. Leur méthode est susceptible d'être perfectionnée; & si on la marioit avec celle des Circassiens, elle auroit peut-être tous les avantages qu'on defire. Holwel, qui a été plu-fieurs fois témoin de la méthode des Prêtres Indiens, affure que fur un grand nombre de perfonnes, il eft ar-rivé rarement que le nombre des bou-tons ait été audeffous de cinquante & excédé celui de deux cent.

La méthode d'Europe la plus accré-ditée, eft celle qui eft la plus mal enten-due ; elle fait une grande incifion, ne s'occupe jamais de la peau qu'il eft effen-tiel de préparer, & prépare le malade avec des nourritures animales. Le con-feil de Boerrhave eft préférable à cette méthode : la conduite de la mere éclai-rée eft de la même force. Le régime que confeille Rhafes eft excellent.

Ainfi pour obtenir de tout ce que nous venons d'expofer, une conduite prudente, éclairée, dans le cas où l'on s'obftine à vouloir donner cette maladie, ou que la petite vérole paroît inévitable. Le meilleur parti qu'il y ait à prendre, c'eft de préparer le fujet pendant vingt ou trente jours, avec des farineux, tels que l'orge, le riz, les lentilles, les légumes, les herbes potageres ; lui choifir des fruits aigrelets, un peu acides, rafraîchiſſants; & lui défendre les viandes, les bouillons, le laitage, le beurre, les ragouts, le ſucre, les ali-ments doux, ſucrés &c. le ſaigner; le purger avec des minoratifs, lui faire prendre quelques ptiſanes légeres, préparer ſa peau d'abord par des bains, des douches, des fomentations tiedes; & enſuite l'expoſer à la contagion. Du moins l'art de donner une maladie doit-il être perfectionné? Tant que les hommes feront dans l'aveuglement fu-neſte de vouloir ſe donner des maux; du moins eſt-il néceſſaire de les rendre auſſi peu dangereux qu'il ſera poſſible.

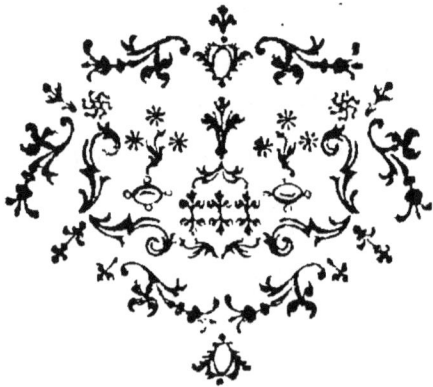

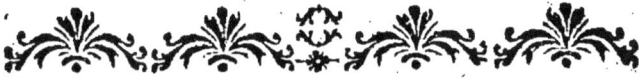

A B U S

D E S

NOURRITURES ANIMALES.

LA méthode des Prêtres Indiens est
de préparer le sujet pendant environ
un mois avec des nourritures végétales, comme nous avons dit, telles que
la canne à sucre, le plantain, le riz, les
melons; ils défendent toutes les substances animales. Rhasès nourrissoit de
même ses compatriotes avec des nourritures mieux choisies, mais du même
genre. Les acides dans tous les mets,
les farineux, surtout les lentilles,
l'orge, les fruits acerbes, le petit lait,
faisoient la base de son régime. Les Indiens orientaux dans la plupart de leurs
maladies, ont toujours recours aux végétaux : le hazard leur prouva que leur
usage étoit salutaire dans le traitement

de la petite vérole. Les bonnes prépa-
rations en Europe font celles qui or-
donnent d'écarter du régime de l'enfant, la viande & toutes les fubftan-
ces animales, à l'exception du petit
lait, qui rentre par fa nature dans la
claffe des végétaux; car dans la diftil-
lation, il ne donne pas le moindre ves-
tige d'alkali volatil, qui eft la marque
& le produit ordinaire des matieres
animales ; au lieu que le fromage en
fournit abondamment. Il eft vrai qu'il
y a des plantes qui donnent de l'alkali
volatil, toute la famille des cruciferes
eft dans ce cas ; auffi remarque-t-on
que ces plantes font plus fujettes à la
corruption que toutes les autres : on
les appelle *plantes animales*, à caufe
de cette propriété. Le fromage & les
plantes animales étoient des correctifs
que la nature avoit indiqués à l'homme pour corriger l'acidité des nourritures végétales, les feules qui conviennent à l'homme dans l'état de nature.
Quelques éloignés que nous foyons de
cet état primitif ; l'homme dépravé, le
plus fait aux viandes, eft forcé de convenir qu'il n'y a rien de fi délicieux que

les fruits, les mets qu'on prépare avec les grains, tel que le pain &c. L'homme dans sa nature n'est point une bête féroce, une animal carnivore, ni omnivore; si la nature l'eut destiné à se nourrir de viandes, elle lui auroit donné des dens pointues pour déchirer, comme au chat, au tigre, au loup &c. un goût naturel & invincible pour les viandes, pour le sang : mais elle lui a refusé tous ces moyens; elle ne la point destiné à déchirer, à être carnivore, elle lui a donné, au contraire des dents incisives pour couper, des dents molaires, plates, pour broyer, moudre; un goût naturel pour tous les fruits, pour les savourer avec délices. Elle a accordé les mêmes moyens à tous les animaux qui ne doivent se nourrir que de plantes, de grains, de fruits, de racines. C'est ainsi que sont faites les dents du singe qui naturellement ne se nourrit que de fruits : les dents du castor, qui ne vit que de racines : les dents du mouton & du cheval qui ne se nourrissent que d'herbes ou de grains; & qui se laisseroient mourir de faim devant les vian-

des les plus délicieufes ; comme le chat
fur un tas de bled. Ce que nous difons
ici n'eft point une chofe neuve, puifque
cela a été dit plufieurs fois avant nous ;
puifque ce goût dans l'homme exifte
depuis fa création ; puifqu'on a trouvé
des peuples innombrables qui parve-
noient à la plus longue vieilleffe, fans
avoir jamais gouté aucune forte de
viande. Mais les coutumes les plus vi-
cieufes, les plus contraires à la confervation des hommes fe fortifient par
l'habitude : le corps de l'homme qui a
la faculté de fe faire à tout, même aux
poifons, fe fait enfin à l'ufage des
viandes, même crues, malgré la répu-
gnance qu'il éprouve d'abord ; malgré
les maladies putrides & malignes, qui
ne doivent leur origine qu'à des fub-
ftances animales ; malgré l'horreur que
l'homme éprouve pour la viande, pour
les bouillons lorfqu'il eft malade ; malgré la corruption qui fe fait dans fon
corps à la fuite de ces fortes d'alimens ;
malgré les vers qui s'y engendrent :
enfin malgré le fcorbut, la diffolution
putride de fes humeurs ; il s'accoutume
à l'ufage des viandes ; il y eft nourri,

élévé ; il ne fait être que carnivore ; & fi la néceffité ne l'avoit forcé à avoir recours à un correctif de cette pourriture, fon corps n'auroit été qu'un cloaque. Ce correctif, c'eft le vin & toutes les liqueurs fermentées, dont l'ufage me paroît indifpenfable dans notre maniere de vivre, & de nous nourrir. On remarque que tous ceux qui ne boivent que l'eau pure, & qui, en même tems, mangent beaucoup de viandes, font plus fujets que d'autres aux maladies putrides, aux diarrhées &c. ainfi avec la viande il faut du vin pour retarder la corruption ; avec les fruits il faut de l'eau pour la favorifer : Car il eft néceffaire qu'il s'en faffe une à la fuite de la digeftion, qui n'eft autre chofe que la diffolution des alimens : l'odeur des excrémens le prouve. Mais fi cette diffolution eft putride, s'il n'y a que la viande mêlée avec l'eau dans l'eftomac, il en réfulte alors une corruption pernicieufe ; les rapports nidoreux ; les mauvaifes bouches, les diarrhées qui furviennent alors ; tout indique une corruption prématurée & vicieufe. Ainfi, fi l'ufage des viandes ;

qui trempées dans l'eau, tendent toujours à la corruption, à l'alkalicité,
n'étoit corrigé par des liqueurs qui retardent cette corruption, telles que le
vin, la bierre &c. l'homme ne fauroit
vivre longtems, & fon corps, quoique vivant, ne feroit qu'un amas de
pourriture. De-là, la néceffité du
mélange des végétaux aux animaux,
pour fupporter du moins la dure condi-
tion de vivre de cette maniere. De-là,
la néceffité de corriger dans les maladies, furtout dans les putrides, les
bouillons, qui font les fucs de ces viandes, par des acides, fans quoi, tout
feroit bientôt au plus haut point de
corruption. Mais ne devroit-on pas
bannir, au moins du traitement de la
petite vérole, où cette corruption eft
fi à craindre, les bouillons ? Hippocrate
n'ordonna jamais dans les maladies inflammatoires, le jus des animaux,
pour nourrir le malade. Rhafès les défend ; Sydenham les condamne dans
prefque toutes les maladies : le malade
les abhorre ; la nature, qui a des droits fi
puiffans dans la direction des maladies,
demande toujours d'être rafraîchie par

des fucs acides, aigrelets, rafraîchiffans; elle reclame fans ceffe fa condi-
tion primitive, elle femble toujours
nous crier ; *laiffez-moi rentrer dans mon*
premier état. Des végétaux ! c'eft le feul
régime qui me convient , les viandes me
font horreur. C'eft bien mal connoître
l'homme, que de croire qu'il ne peut
vivre qu'avec le fang ou le jus des autres animaux. C'eft le moyen de le rendre dur & féroce. Auffi remarque-t-on
que tous les peuples qui mangent beaucoup de viandes, furtout des viandes
faignantes, font les peuples les plus
durs & les plus difficiles à affervir.
Le fang eft l'aliment de la férocité. Tous
les peuples qu'on a trouvés qui ne fe
nourriffoit que de végétaux, étoient
ceux dont les mœurs étoient les plus
douces, ceux dont la vie étoit la plus
longue.

Les Bréfiliens, les Chingulois étoient
dans ce cas. Ceux au contraire qui ne
vivoient que de la chaffe, de la chair
des animaux, comme certains Sauvages, les Antropophages, les Canni-
bales &c. étoient ceux qui avoient le
plus de férocité : & comme il eft in-

contestable que la nature des alimens influe sur les humeurs, l'organisation, le caractere, plus que les climats; suivant la remarque générale sur les différens peuples de la terre : plus ils se nourriront de viandes, moins leurs mœurs feront douces. Il n'y a alors que le frein que met une puissance quelconque, le respect humain, ou la force de l'éducation, qui puissent faire paroître à nos yeux les hommes tels qu'ils ne sont pas. Si l'on compare en général celles de l'Europe à celles de l'Asie (en supposant que l'homme ne soit pas obligé de se contrefaire) on trouvera celles de l'Asie en général, bien plus douces que celles d'Europe, parce qu'ils se nourrissent de végétaux plus que d'animaux.

Dans l'Amérique, les Sauvages de la partie septentrionale, dont la plupart ne vivent que de la chasse, sont beaucoup plus féroces que ceux de la partie moyenne & de la méridionale, qui ne se nourrissent presque que de fruits. Dans l'Europe même, on trouvera des différences frappantes dans les caracteres nationnaux. Les Anglois qui
mangent

mangent beaucoup de viandes faignantes, font plus durs que les François pour
cette raifon. Les habitans de la campagne, auront le caractère, en général,
plus doux, quoique ruftique, que ceux
qui habitent les villes : ils fe laifferont
plutôt affervir. Je ne prétends pas dire
que cela forme le caractere & le rende
plus ou moins bon ; mais la maniere de
vivre contribue beaucoup à lui donner
des variétés. La même nourriture pour
tout un peuple, lui donnera une teinte,
une trempe égale, uniforme. C'eft ainfi
que tous les peuples qui vivent de laitage, furtout de lait de vache , de
bierre ; font plus lourds, plus matériels, plus pefans, que ceux qui boivent du vin ; qui fe nourriffent de lait
de chevre : ceux-ci font plus vifs , plus
animés. Pour s'en convaincre, il n'y
a qu'à comparer les Allemands , les
Suiffes , aux François des Provinces
méridionales. Non-feulement certains
fucs épaiffiffent les humeurs , mais fem-
blent encore épaiffir l'ame, en rendant
les organes matériels. Rien donc de
plus effentiel que les obfervations fur
la nature des alimens. Dans les végé-

Tome II.   M

taux, furtout dans tous les corps doux, il y a un mucilage, un *mucus*, le corps doux ou fucré, qui eft celui qui convient à l'homme, & qui le nourrit très-bien. Dans les animaux, il eft vrai, il y a une fubftance gélatineufe, une gelée capable de nourrir également; mais qui, originairement, a été extraite des végétaux : dans ceux-ci c'eft un mucilage pur, léger, qui participe de la nature du végétal, qui le fournit, comme le miel tient de la nature des fleurs; la nature fe charge de le travailler, de l'élaborer, de l'animalifer; c'eft là fa fonction la plus douce, la plus aifée & la plus agréable; le corps de l'homme fe perfectionne par ces fucs; les humeurs participent de leur nature; comme le miel de celle des fleurs. On favoure avec délices les fruits que la terre nous offre fans apprêt. Pour fupporter les meilleures viandes; on a befoin de les apprêter; il faut des corps étrangers pour en relever le goût; il faut la cuire pour la digérer; il faut des épices pour ôter fa fadeur; il faut faire pour ainfi dire, un apprentiffage pour apprendre à manger. Eh ! qu'est-ce qu'on mange alors ? Un corps à demi pourri ; il faut que le gibier sente la venaison , pour paroître bon : le jus de ces viandes prêt à se corrompre , a perdu sa consistance : la gelée , ou le mucus que la nature devoit former est déja tout fait , presque dissous ; il tend à l'alkalicité , à la corruption : la nature n'a plus rien à faire : le corps qu'elle devoit composer est déja fait , défait , dissous : la gelée devient liquide , elle a perdu tous ses liens d'union , elle n'a plus de consistance. Que doit-il arriver de leur usage ? Où ils se corrompent bientôt dans les premieres voies & ne donnent qu'un chyle fluide , alkalescent , qui porte la dissolution & la pourriture dans le sang ; les fievres putrides , malignes , les diarrhées , le scorbut , la dissolution générale des humeurs. Si ces substances animales ont été exposées à l'air , les insectes y déposent leurs œufs ; de-là , les vers qui s'engendrent dans le corps humain. Si elles sont dures , coriaces , elles donnent des indigestions longues , cruelles , qui produisent des fievres de même nature. Leur fonte est

M ij

très-difficile , ces corps ne peuvent fe diffoudre ; ils fe collent , ils fe cantonnent dans les boyaux , entre les valvules , bouchent le canal inteftinal , donnent des maladies longues, difficiles à détruire. La nature n'a pas des fucs affez puiffans pour les fondre ; delà les coctions difficiles, les crifes cruelles. Jamais l'ufage des viandes crues ou cuites n'a convenu à l'eftomac de l'homme. Les fruits , les grains , les racines, les légumes, les corps doux & fucrés , les farineux : voilà ce qui convient à l'état naturel de l'homme. Si ces corps donnent des aigreurs , fourniffent trop d'acides , la nature lui avoit indiqué le lait des animaux, doux, pacifiques, qui font autour de lui, & qui venoient paître dans fes domaines : alors le fromage, le beurre, étoient les correctifs de cette furabondance d'acides. Les plantes piquantes, la roquete, la moutarde, toutes les cruciferes plantes communes qui naiffoient partout fous fa main , pour affaifonner fes mets , étoient propres à corriger l'excès d'acidité qui auroit réfulté de l'ufage des autres végétaux. Il n'étoit point fait pour les viandes. Si c'eût été l'intention de la nature, elle lui auroit donné des armes offensives, des dents cruelles pour déchirer ; elle lui a donné des dents plates pour broyer, pour moudre, pour mâcher ; des dents incisives pour couper. Le Loup, le Chat, le Tigre, le Lion, étoient faits pour déchirer, dévorer, mettre en pieces, parce qu'ils ont les dents pointues, le naturel féroce : voilà les carnaciers. Le Mouton. le Cheval, le Bœuf, courbés vers la terre devoient couper, brouter l'herbe, parce que la forme de leurs dents n'est point faite pour déchirer : parce qu'ils n'ont pas le naturel sanguinaire : voilà les herbivores.

L'homme, le Roi des animaux, élevé sur deux pieds, étoit destiné à cueillir les fruits que les arbres lui offroient, qui étoient placés sous sa main, & que la nature refusoit aux quadrupedes. L'homme est donc par sa nature, frugivore ; il n'est devenu carnivore & la proie de mille maux, que parce qu'il est sorti de son état primitif & naturel.

Si l'homme, par toute forte de raifons, n'eft point deftiné à fe nourrir de viande, ni de leurs fucs ? S'il les a naturellement en horreur ? Si cette horreur augmente dans les maladies ? Si la corruption des humeurs en eft la fuite ? Dans la petite vérole où les humeurs tendent à cet état ; ces fucs doivent donc être profcrits. Donc il faut éloigner les bouillons, non feulement du traitement de cette maladie, mais de la préparation du fujet qu'on difpofe à recevoir la petite vérole. Ainfi les nourritures végétales, les lentilles, le riz, l'orge, les farineux, les légumes, le petit lait acide, les fruits aigrelets & acerbes, & toutes les nourritures analogues, doivent former la bafe du regime de celui qu'on prépare. On ramollira le tiffu de la peau, par toute forte de moyens, à la maniere des Circaffiens, de Boerrhave, par les bains tiedes, les bains de vapeurs ; on le purgera avec la Rhubarbe, le fyrop de chicorée, l'eau de pruneau, le petit lait, &c. & on l'expofera (fi l'on croit que cet enfant eft condamné à avoir la petite vérole), non aux dangers de l'inoculation , mais à ceux de la contagion qui font moins grands.

Je frémis du conseil que je donne. Ah ! retournons plutôt à nos premiers moyens. Et s'il est vrai que nous ne fommes plus dans des fiecles barbares ? Si nous fommes, comme on dit , dans des fiecles éclairés ? Si tous les preftiges de l'inoculation fe font évanouis ? Si le charme cesse ? Si le voile qui nous cachoit un monftre, tombe ? Si nous favons d'où il eft forti : comment il eft venu : comment il s'infinue ? Si la vérité paroît enfin dans tout fon jour ? Il faut le reléguer dans fa patrie, le chasser, l'éloigner , le combattre fans cesse & le pourfuivre, jufqu'à ce qu'il foit étouffé, anéanti : enfin jufqu'à ce qu'il ait entierement difparu.

Si la petite vérole difparoît quelquefois d'elle-même , & abandonne les villes : de quel fuccès ne doit-on pas fe flatter, fi nous nous occupons férieufement de fa deftruction ? S'il eft prouvé que cette maladie eft nouvelle & contagieufe : pourquoi ne pas entreprendre d'arrêter la contagion ?

Si le linge eſt le véhicule le plus ordinaire de cette maladie ? Ou l'on voudra vivre dans un aveuglement éter-
nel ; & garder toujours la petite vérole : ou bien l'on prendra quelques
précautions pour s'en défendre. *Jam*
ſatis terris , &c.

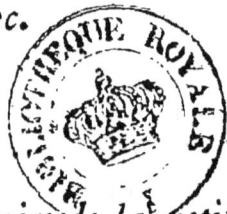

Fin de l'Hiſtoire de la petite Vérole.

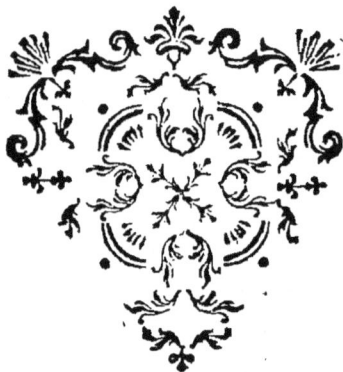

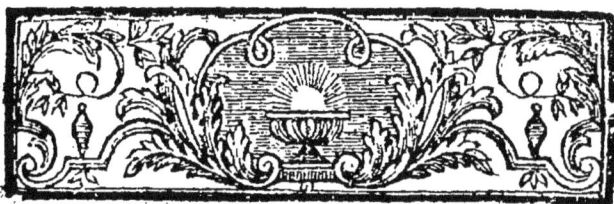

ABREGÉ
L'A VIE
DE RHASÈS.

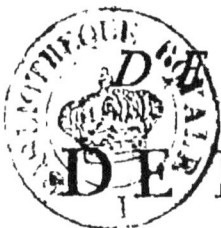

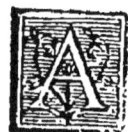

BUBEKER MOHAMMED, fils de *Zacharie*, naquit en Perse environ l'an 248 de l'Hegire, c'est-à dire l'an 860 de l'Ere Chrétienne. On lui donna d'abord le nom de *Zacharias Al-Razi*, comme pour dire, *Zacharie le Rasien* ou *Raysien*; parce-qu'il étoit natif de *Ray* ou *Rey*, qui étoit de son tems la ville la plus considérable qu'il y eut en Perse : on a dit ensuite par corruption *Arazi*, *Rhasi*, *Rhasis*, & enfin *Rhasès*. Il fut encore surnommé *Al-manzor*, qui signifie

Tom. II.   A

en Arabe, Grand, Sublime ; fur-
nom qu'on ne donnoit qu'aux Rois,
aux Calyphes ; & qui fut longtems
confacré aux Rois de Cordoue.

La Ville de *Ray* étoit dans le
neuvieme fiecle le fiege d'une Aca-
démie très-célebre, où l'on enfei-
gnoit la Philofophie, la Médecine & les beaux Arts. Rhasès dans
fa jeuneffe fe livra d'abord aux
charmes de la mufique, dont le
goût a été de tout tems répandu
chez les Perfes, & qu'on culti-
vôit alors avec beaucoup de fuccès.
Mais dans la fuite, il s'adonna entierement à la Philofophie & à la
Médecine ; deux connoiffances qui
font fœurs, & que les anciens
Médecins cultivoient toujours en
même tems. Il fe livra avec tant
d'ardeur à l'une & à l'autre, qu'il
y fit bientôt des progrès rapides.
Il eut pour maître *Tabri*, Médecin & Philofophe, qui vivoit dans

la même Ville l'an 880 de l'Ere
Chrétienne. Ses succès étonnerent
son Maître & tous ses Compatriotes , & à l'âge de quarante ans il
jouissoit d'une réputation qu'il est
rare d'avoir à 60. Il passoit déja
pour le plus habile Médecin de son
siècle. On lui donna la direction
de l'Hôpital de *Bagdad* ; ensuite
de celui de *Jondisabur* ; & il fut
pendant long tems à la tête de celui de *Ray*. Quelques Auteurs disent qu'il vêcut 120 ans, dont il
en employa 80 à la pratique de la
Médecine. On dit qu'il lui vint
des perles dans les yeux pour avoir
mangé trop de feves. Les Auteurs
ont sans doute voulu parler de la
cataracte dont il fut attaqué sur la
fin de ses jours, & qui lui fit entierement perdre la vue. Il ne voulut jamais permettre à un Oculiste
qui se présenta pour le guérir , de
de le toucher avec un instrument,

parce qu'il n'avoit pas fu lui dire combien l'œil avoit de tuniques ; ajoutant qu'il n'avoit pas grande envie de recouvrer la vue ; qu'il avoit affez vu le monde pour s'en dégoûter & pour le hair. Ne diroit-on pas que le fort des plus grands hommes eft de mourir aueugles ? Les fentimens des Ecrivains font partagés fur le tems de fa mort. *Ofaiba*, Auteur des vies des Médecins Arabes, cite deux Ecrivains dont l'un place fa mort environ l'an 300 de l'Hégire, c'eft-à-dire 912 de l'Ere Chrétienne ; & l'autre plus tard. *Abulfeda* le fait mourir en 311 de l'Hégire. *Abulpharage* en 320, c'eft-à-dire en 932 de l'Ere Chrétienne. Il y a apparence qu'il mourut plus tard , puifqu'il étoit Médecin de *Moktader Billah* , lorfque ce Calyphe fut tué l'an 323 de l'Hégire. Quoiqu'il en foit, il mourut dans un âge très-avancé , & dans la Religion de Mahomet.

Rhasès compofa un grand nombre d'ouvrages fur la Philofophie, la Médecine & l'Hiftoire. On a de lui une Hiftoire d'Éfpagne, qu'il compofa pour faire plaifir à l'Emir *Balharabi*. Il commenta le Traité d'*Ariftote fur l'interprétation*, qu'*Etienne* avoit traduit en Arabe. Il avoit écrit douze Traités fur l'Alchymie ; il s'adonnoit à l'Aftrologie judiciaire fans y ajouter foi. D'*Herbelot* le croit Auteur d'un Ouvrage qui a pour titre *Hakkam alalamiah* , qui fe trouve à la Bibliothèque du Roi (N°. 890). Il dédia un de fes Ouvrages à un *Almanzor*, Roi de Cordoue. Nous avons de lui la plus grande partie de fes Œuvres de Médecine , traduites en Latin par *Gérard de Crémone* , fous le titre de *Continens*.

Depuis les conquêtes des Sarrazins en Afie , la langue Arabe s'é-

toit introduite dans plusieurs de
ses parties , & sur-tout dans la
Perse : c'étoit la langue des savans ;
c'étoit celle de Rhasès , quoique
la Persanne fut sa maternelle, &
qu'il ait laissé quelques Ouvrages
en cette langue. Dans le neuvieme
siecle la petite vérole étoit déja
fort répandue en Asie : mais on n'a-
voit pas encore eu le tems de l'ob-
server assez pour faire un Traité
complet. Rhasès en sentit la né-
cessité , & composa le sien.

Cet Ouvrage écrit d'abord en
Arabe, fut dans la suite traduit
en Syriaque (ce qui a fait dire à
quelques Auteurs modernes que
Rhasès avoit écrit en Syriaque).
En 1548 , *Robert Etienne* , de
Paris , le traduisit en Grec , & le
publia avec les Ouvrages d'*Ale-
xandre de Tralles* , écrit dans la
même langue. C'est sur-tout dans
cette Traduction que ce Traité de

Rhasès perdit tout son mérite, suivant la remarque de *Mead*, & le Traducteur, en badinant, retrancha de son chef, ou ajouta ce qu'il voulut. *George Valla*, Médecin de Plaisance, l'avoit déja traduit en Latin en 1498. *Guinterus* & *Nicolas Machelli* en donnerent encore de nouvelles traductions ; mais toutes furent infidelles, & faites, les unes sur la Version Syriaque, les autres sur celle de Robert Etienne.

En 1745, le Docteur *Mead* écrivit au célebre *Boerrhaave*, pour lui demander si dans la Bibliothèque de Leyde, riche en Manuscrits Arabes, il n'y auroit pas dans cette langue quelque Traité particulier de Rhasès, sur cette matiere, qu'on put traduire. Boerrhaave lui envoya ce qu'il demandoit. Mais comme le manuscrit étoit rempli de fautes, &

qu'il y manquoit bien des mots,
Mead se fit aider dans cette Traduction, par *Solomon Negri* un
Syrien natif de Damàs, qui con-
noissoit les Langues Orientales ;
par *J. Gagnietus*, & par *Thomas
Hunt* Professeur des langues Arabe
& Hébraïque dans l'Université
d'*Oxfort*. C'est avec ces secours
& ceux de ses lumieres qui sup-
pléerent aux vices du manuscrit,
que Mead parvint à publier en
1747, un Traité de la petite Vérole de Rhasès, en latin, à la suite
du sien. Jusqu'alors, c'étoit la traduction la moins infidelle, &
Mead avoue qu'il en auroit donné une meilleure, s'il eut été
mieux servi. Les regrets de Mead
ne firent qu'augmenter ceux des
Médecins On fit de nouveaux
efforts pour déterrer un manuscrit plus correct ; & enfin un savant
de Londres, *Jean Channing*, sous

les auspices de *Charles Yorke* qui
lui en a procuré un de la même Bibliothèque, a publié à Londres en
1766, une suberbe Edition de ce
Traité si desiré, en Arabe & en
Latin. On a suivi une copie fidelle
d'un manuscrit, faite sous les
yeux de *H. Schultens*, Professeur
célebre de l'Université de Leyde.
C'est Rhasès pur & vengé des in-
jures du tems, & du tort que lui
avoient fait les Traducteurs.

Quoi qu'informe jusqu'alors,
Rhasès avoit toujours mérité les
éloges des plus grands Médecins.
Son Traité, quoique dénaturé,
avoit servi de modele à *Sydenham*.
Personne n'ignore le cas que les
Médecins, sur-tout les Anglois,
ont fait de cet Auteur. *Freind* re-
gardoit ses Ecrits sur la petite vérole, comme la source où l'on a
toujours puisé, & à laquelle on a

très-peu ajouté. C'eſt ainſi qu'il parle de cet Auteur : *Rhasès ſcriptor ſanè intelligens, tam in hoc de peſtilentiâ quam in ipſo continente, totum hunc de variolis illuſtravit locum : ita quidem cumulate pleneque ut perpauca vel ad ſigna ſtabilienda, vel ad elicienda præſagia, vel etiam ad curationem, in primo ſaltem ſtadio reĉtè traĉtandam, deeſſe videantur. Ex hoc fonte mihi videntur omnia, quæ ad variolas pertinent hauſiſſe, qui deindè ſecuti ſunt Arabum Magiſtri* (a). C'eſt ſurtout le premier état de cette maladie, qu'il a ſu traiter. Et on a lieu d'être ſurpris qu'ayant porté l'art à la perfeĉtion, on n'ait fait qu'une légere attention à ſa mé-

(a) Freind *Opera*, pag. 333. & *Ep. de purgantib.* pag. 50.

thode : tandis que des Médecins très-célebres, conduits par le même principe, ou bien faifant un coup d'Effai, ont marché à peine fur fes traces, & paffoient néanmoins pour des Légiflateurs en Médecine. Je ne parle point ici de Sydenham ; je parle de ceux qui ont fait des effais approchants de fa méthode, pour favorifer l'éruption de la petite vérole, & qui ont toujours réuffi. Effais qui ont paffé pour des coups de maîtres, pour une pratique hardie & extraordinaire ; mais qui n'étoit qu'une imitation groffiere de celle de Rhasès.

Le témoignage marqué du refpect que Rhasès porte à la Divinité, qu'il prend fouvent à témoin de la réuffite de fes remedes, eft un langage qui, quoiqu'étrange dans un Livre de Médecine, n'en eft pas moins facré & refpectable.

C'eſt un garant de ſa franchiſe, & ſert à donner un nouveau degré de force à la vérité de tout ce qu'il avance.

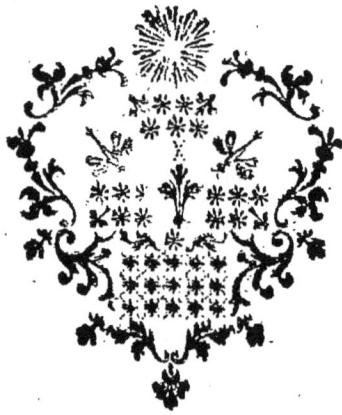

TRAITÉ

DE RHASES

SUR LA PETITE VÉROLE

ET LA ROUGEOLE.

C'est ABU-BEKER MOHAMMED, fils de ZACHARIE, qui dit :

ÉTANT une nuit (*a*) chez une perfonne illuftre par fon mérite, fa probité & fon favoir, qui fait une étude de toutes les fciences utiles à l'humanité, & de la meilleure maniere de les mettre en ordre & de les rendre aifées. Il fut queftion de la petite vérole ; je

(*a*) Les Arabes comptent toujours leurs années par nuits : ainfi au lieu de dire trente jours, ils difent trente nuits.

lui dis alors tout ce qui me vint à l'esprit : cet homme (que Dieu fasse vivre longtems pour le bonheur des
autres) m'engagea à composer sur
cette matiere un Traité clair, intel-
ligible & complet, puisqu'on en trouve
point de semblable, ni dans les écrits
des anciens Médecins, ni dans ceux
des modernes. (*b*) C'est dans l'esprit
d'être agréable au Dieu puissant &
glorieux, que j'ai composé celui-ci.

In nomine Dei summe Misericordis.

Voici l'ordre que j'ai observé dans
mon travail, & la distribution des Chapitres.

CHAPITRE PREMIER. Des causes de
la petite vérole, & pourquoi tous
les hommes, à l'exception d'un ou
deux, sont attaqués de cette maladie.

(*b*) Le défaut de traité complet sur une maladie aussi grave que la petite vérole, dans le
neuvieme & dixieme siecles, prouve bien que
c'étoit une maladie nouvelle, quoiqu'elle fut
déja très-répandue en Asie dans ces siecles,
puisque Rhasès nous dit, quelques lignes après
que tous les hommes, à l'exception d'un ou
deux, sont attaqués de la petite vérole.

CHAP. II. Des corps les plus difposés à contracter la petite vérole, & des faifons où elle eft plus fréquente.

CHAP. III. Des fignes qui annoncent l'exiftence de la petite vérole & de la rougeole dans le corps humain.

CHAP. IV. Du régime du malade, & de la conduite qu'on doit obferver en général dans le traitement de la petite vérole.

CHAP. V. Des moyens de fe préferver de cette maladie, avant l'apparition des fymptômes; & de ceux qu'on doit employer pour la rendre moins abondante lorfqu'elle a paru.

CHAP. VI. Des moyens de favorifer & d'accélérer l'éruption de la petite tite vérole, & de fecourir la nature dans ce cas.

CHAP. VII. De la maniere dont on doit traiter les yeux, la gorge, les articulations & les oreilles, lorfqu'on voit paroître les fignes de la petite vérole.

CHAP. VIII. Des moyens de faciliter la maturité des boutons qui doivent fuppurer.

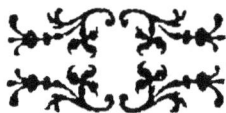

CHAPITRE PREMIER.

DE LA CAUSE DE LA PETITE VÉROLE

Pourquoi sur tous les hommes, à peine en trouve-t-on un ou deux qui n'éprouvent pas cette maladie. De tout ce qu'a dit Galien *sur la petite Vérole.*

CELUI d'entre les Médecins qui dit que Galien, (c) cet excellent Auteur, n'a fait nulle mention de la petite vérole, & que cette maladie lui a été entierement inconnue; n'a jamais lu les Ouvrages de Galien, ou bien ne l'a lu qu'en feuilletant, & d'une maniere superficielle. Car cet Auteur nous donne un précepte sur cette maladie dans son premier Traité, *secundum genus*,

(c) Il y a apparence que du tems de Rhasès on disputoit si Galien avoit connu la petite vérole ou non. Puisqu'il dit ici qu'il y avoit des Médecins qui soutenoient le dernier sentiment.

B

où il dit : « cela eſt bon de cette manie-
» re , & dans la petite vérole. (*d*)

Il dit encore au commencement de
ſon quatorzieme livre ſur les pouls,
près du premier feuillet : » le ſang ſe
» corrompt quelquefois, & parvient à
» un ſi haut dégré de corruption (ce
» qui ne vient que d'un excès d'inflam-
» mation) que la peau en eſt comme
» brulée , & il y ſurvient des puſtules
» de petite vérole, & le charbon, de
» façon que la peau en eſt toute ron-
» gée. (*e*)

Et dans ſon neuvieme livre *De uſu*
partium , il dit : » le ſuperflu des ali-
» ments, qui ne ſe convertit pas en
» ſang, reſte dans les membres, s'y
» corrompt, s'y accumule au point
» qu'il y ſurvient enfin le charbon , la
» petite vérole , & des inflammations,

(*d*) Le paſſage de Galien , eſt celui où il eſt
queſtion des tubercules connus des Grecs
ſous le nom d'ιονθοϛ. On ſait à quoi s'en tenir
ſur ces ſortes de boutons , qui ſont les *vari*
des Latins. *Voy.* Tom, I. pag. 54 & 55.

(*e*) Galien , à l'endroit cité , parle des char-
bons éréſipélateux, qui rongent la peau. Il emploie le nom d'*anthrax* , pour exprimer ces
affeƈtions.

» qui en s'étendant attaquent les par
» ties voisines. (ƒ)

(ƒ) Celui de tous les passages allégués par
Rhasès, qui mérite le plus d'attention, c'est
celui-ci. Il y est fait mention de l'inflammation,
du phlegmon, des érésipeles, & des dartres.
Voici de quelle maniere les Auteurs Latins ont
rendu le passage de Galien. *Alterum veró quod
collecta hæc excrementa tandem computrescunt,
eoque modo acriora simul ac calidiora tandem
reddita, inflammationes, erysipelata, herpe-
tas, carbunculos, febres, innumerabilemque
aliorum morborum turbam exuscitant.* Gal. libr.
T. I. Classis prima. lib. IX. de usu partium.
pag. 171. Venetiis apud junctas 1625.

Nous avons conservé, même dans la langue
Françoise, tous les mots Grecs dont se sert ici
Galien, à l'exception d'*herpes*, que nous dé-
signons par le mot dartre ; mais le *phlegmon*
& *l'érésipele* dont il est ici question, ont la
même signification dans les langues Latine,
Grecque & Françoise, & on sait bien que ce
n'est pas la petite vérole. Ici c'est le mot Grec
erysipelas, érésipele, qui a été traduit en Arabe
par celui de *godari*, qui signifie la petite vérole
dans cette langue, qui a induit Rhasès en erreur.
Et le Traducteur Anglois nous fait remarquer
dans une note, qu'il est vraisemblable que Rhasès
a consulté une traduction de Galien, où un de
ces trois mots Grecs ιονθοι, φλεγμοναι, ερπητες ;
a été rendu par celui de *godari* : & le passage
seul de Galien suffit pour détruire l'opinion de
Rhasès, qui a été trompé par une mauvaise
traduction. *Voy. Tom. I. pag. 49.*

B ij

Et dans le quatrieme livre *Ad Ti-mœum*, il dit : les anciens ont donné le nom de *Phlegmon* à toute partie enflammée ; comme au charbon, & à la petite vérole ; & ces maladies, felon eux, ne doivent leur origine qu'à la bile.

Mais on a raifon de dire que Galien n'a pas donné une méthode particuliere pour traiter cette maladie, ni établi la caufe qui la produit : car il ne dit que ce que nous venons de rapporter ; *per deum !* mais il eſt poſſible qu'il en ait parlé dans les livres qu'on n'a pas encore traduits en Arabe. Il n'eſt point de recherches que je n'aye fait auprès de tous les Médecins qui connoiſſent la langue grecque, & la fyriaque ; mais il n'y en a aucun qui ait pu rien ajouter à ce que nous venons d'expofer. Bien plus, la plupart de ceux que j'ai confultés, ne favent pas même ce qu'il a voulu défigner dans ces paſſages ; cela me furprend, & je ne puis pas concevoir que Galien ait paſſé fous filence une maladie ſi fréquente, qui a tant de befoin de fecours ; lui qui étoit ſi exact dans la recherche des caufes des maladies, & dans la maniere de les combattre.

Quant aux modernes : quoiqu'ils ayent fait quelque mention de cette maladie ; ils n'ont rien dit qui ſoit clair, exact ; il n'y en a pas un qui nous ait inſtruit de ſa cauſe efficiente, ni diſtingué ſes différentes eſpeces, ni donné la raiſon pourquoi, ſur tous les hommes à peine en trouvoit-on un qui n'y ſoit pas expoſé. C'eſt pourquoi nous eſpérons qu'on ſaura quelque gré à celui qui nous a engagé à compoſer ce Traité ; ainſi qu'à nous qui avons indiqué la curation générale & particuliere de cette maladie. *Volente Deo.*

Examinons d'abord qu'elle eſt la cauſe efficiente de la petite vérole, & les raiſons pourquoi preſque tous les hommes y ſont expoſés : enſuite nous expoſerons le reſte, ſection par ſection ; & nous n'omettrons rien d'eſſentiel ſur cette maladie. *Cum auxilio Dei.*

Le corps de l'homme, depuis l'inſtant de ſa naiſſance juſqu'à la veilleſſe, tend toujours à la ſéchereſſe ; ainſi le ſang des enfans (g) ſera plus abondant

_____

(g) On trouve dans la traduction Latine, *Sanguis puerorum & infantium humiditate eſt*

en humeurs , que celui des jeunes gens ; le fang de ceux-ci plus abondant que celui des vieillards , & il y aura en même-tems beaucoup plus de chaleur.

C'eft ce que Galien nous a déja enfeigné dans un de fes Commentaires fur les Aphorifmes , où il dit : » la cha-
» leur des enfans furpaffe en qualité
» celles des jeunes gens ; mais la cha-
» leur des jeunes gens eft d'une nature
» bien plus véhémente ; cela fe manifefte par l'excellence des fonctions naturelles , telles que la coction des aliments , & l'accroiffement du corps dans l'enfance qui met tout à profit.

abundantior comparatus cum fanguine juvenum &c. Les Arabes & les Latins avoient des termes pour défigner ces trois âges. Les Latins appelloient *infans* , c'eft-à-dire qui ne parle pas , l'enfant , depuis le moment de fa naiffance , jufqu'à l'âge de trois ou quatre ans , tems où il commence à parler Cette premiere enfance étoit fuivie de la feconde , qu'ils appelloient *pueritia* , & le fujet *puer* , qui fuivoit immédiatement après la premiere enfance , & s'étendoit jufqu'à l'âge de douze ans. Nous n'avons point de mots dans la langue Françoife , pour exprimer ces deux âges , à moins qu'on ne dife la *premiere* & la *feconde enfance*. Cette diftinction eft effentielle à faire ici , parce que les remedes font marqués pour chaque âge.

C'eſt pourquoi le ſaug des enfans du premier & du ſecond âge, reſſemble à des ſucs nouveaux, tel que le *moût* des raiſins, qni n'ont pas encore éprouvé le mouvement de fermentation propre à leur donner une parfaite maturité : ils n'ont pas encore été travaillés.

Mais le ſang des jeunes gens eſt ſemblable à des ſucs qui ont déja fermenté, & qui ſe ſont dépouillés de tout ce qu'ils avoient d'étranger, de toutes les humeurs ſuperflues, comme un vin qui ayant déja fermenté, s'appaiſe, & reſte tranquille, parce qu'il eſt fait.

Le ſang des vieillards, au contraire, reſſemble à un vin vieux qui a perdu toute ſa force, & qui eſt ſur le point de ſe glacer & de devenir aigre.

La petite vérole ſurvient lorſque le ſang fermente, & qu'il ſe délivre de toutes ſes humeurs ſuperflues, ce qui arrive dans le tems qu'il change de nature, qu'il paſſe d'un état à l'autre ; c'eſt à-dire, lorſque le ſang des enfans qui reſſemble au moût des raiſins, ſe convertit en ſang des jeunes gens, qui reſſemble à un vin en maturité ; ainſi on doit comparer la fermentation de la petite vérole à celle du moût qui fermente & bouillonne pour se convertir en vin.

C'est pour cette raison que les enfans, sur tout les mâles, ne peuvent point échapper au développement de la petite vérole, puisque le changement de sang du premier au second état est inévitable, comme le mouvement de fermentation est inévitable dans le suc des raisins, qui doit bouillonner & se changer en vin ; & il arrive rarement que le tempérament des enfans soit tel, qu'il soit possible que ce changement du premier au second état se fasse peu à peu, insensiblement au point que l'effervescescence ne soit pas impétueuse & sensible. Cela ne peut arriver qu'aux tempéramens froids & secs. Mais celui des enfans est entierement contraire à cet état, ainsi que leur régime qui ne consiste que dans le lait.

Il en est de même de ceux de la seconde enfance ; quoique leur nourriture soit différente, elle approche plus de la premiere que celle des autres hommes : le mélange des aliments est plus intime, le mouvement de la digestion plus considérable ; c'est pour

toutes ces raisons qu'il est très-rare
qu'un enfant soit exempt de la petite
vérole (h); ensuite le changement de ces
états varie à raison du tempérament,
de la maniere de vivre, de la constitu-
tion naturelle, de celle de l'air qui en-
vironne, & de la nature du sang, soit
dans sa qualité, ou dans sa quantité :
dans les uns il circule plus vite, dans
d'autres plus lentement : chez les uns
il est plus abondant, chez d'autres il
l'est moins : tantôt il pêche dans ses
qualités, tantôt par sa quantité.

(h) Rhasès croyoit, comme on voit, qu'il
étoit essentiel que le passage de l'enfance à l'a-
dolescence, fut suivi d'une fermentation semblable à celle qu'éprouvent les sucs des fruits
nouvellement exprimés, tel que celui des raisins, qui a besoin pour se convertir en vin,
de passer par un état de fermentation. Le sang
de même, selon lui, devoit bouillonner, fermenter, jetter pour ainsi dire sa gourme : &
c'étoit là la petite vérole. C'est bien dommage
que cela ne soit pas ainsi. L'idée de Rhasès
étoit ingénieuse, quoi qu'elle porte à faux ; & si
elle ne donne pas la solution de son problême,
pourquoi tous les hommes, à l'exception d'un
ou deux, ont la petite vérole ? Elle est du moins
suffisante, en quelque façon, pour expliquer le
développement de cette maladie, lorsqu'une

Le fang des jeunes gens qui eft déja,
dans le fecond état, élaboré, privé

fois fon virus eft reçu dans le corps: & s'il avoit
ajouté à la comparaifon qu'il fait des humeurs
des vieillards avec celles des enfans, l'état des
folides, celui des pores de la peau qui font
plus nombreux, plus ouverts dans l'enfance
que dans tout autre tems de la vie, il auroit
donné la folution de fon fecond problême;
*Pourquoi les enfans font plus fujets à la petite
vérole que les vieillards?* La chaleur de l'enfance, l'abondance des humeurs, la molleffe
des fibres, l'état des pores de la peau, font
autant de conditions qui favorifent l'intromif-
fion & le développement de la matiere variolique : on voit par-là qu'il manquoit peu de
chofe à fa Théorie, qui expliquoit une partie des
phénomènes de la petite vérole: s'il eut été
témoin de l'inoculation qui fait naître la maladie à fon gré dans tous les âges, il fe feroit
convaincu que fon développement ne dépend
point d'un changement effentiel dans le fang :
mais on n'inoculoit point du tems de Rhasès : &
fa Théorie, quoique fauffe, eft une des plus bel-
les qu'on ait imaginé. Il eft bien vrai que le
paffage de la feconde enfance à l'adolefcence,
eft toujours accompagné d'un changement fenfible, il fe fait un développement fubit dans
l'organifation intérieure & extérieure, la voix
change, la nature décide, pour ainfi dire, le
fexe, tout fe développe fubitement, c'est un
état violent à la vérité, qui eft néceffaire, natu-

de fes humeurs fuperflues & étrangeres qui l'auroient néceffairement corrompu , eft peu propre à produire la
petite : voila pourquoi elle eft plus rare
chez eux , & elle ne fe manifefte à
leur âge , que dans les fujets remplis
d'humeurs, qui ont un fang gâté , &
facile à s'enflammer , ou bien dans ceux
qui dans l'enfance n'ont eu qu'une petite vérole légere , qui n'avoit pas été
fuffifante pour le changement d'état du
fang. Elle furvient encore à ceux qui
ont peu de vivacité naturelle , fans
avoir beaucoup d'humeurs ; à ceux qui
n'ont eu qu'une petite vérole trop bénigne dans l'enfance , &c. qui font en
même tems maigres , fecs , fans vivacité , fans chaleur ; à ceux qui entrant
dans la jeuneffe , ont fait ufage d'une
nourriture capable de les rendre robu-
ftes, vigoureux, ou de corrompre leur
fang.

Quant aux vieillards,ils n'éprouvent
rel ; au lieu qu'une maladie telle que la petite
vérole , eft un état extraordinaire , contre
nature , un combat. La nature ne fe détruit
point d'elle-même dans fes commencemens.
Ce n'eft donc pas chez elle qu'il faut chercher
le principe de la petite vérole. Mais la Théorie
de Rhasès n'a pas nui à fa pratique.

la petite vérole que lorſqu'ils ſont expoſés à un air corrompu, mal ſain, peſtilentiel, & que cette maladie eſt trés-fréquente. Un air putride éloigne de beaucoup d'une juſte température, il diſpoſe au chaud & à l'humide, & un air brulant provoque le développement de la maladie, en communiquant à l'eſprit vital, contenu dans les deux cavités du cœur, le même dégré de chaleur qu'il a; enſuite à tout le ſang qui circule dans les arteres au moyen du cœur.

Telle eſt la cauſe qui produit la petite vérole que nous venons d'expoſer d'une maniere aſſez claire & ſuccinte.

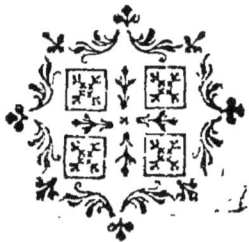

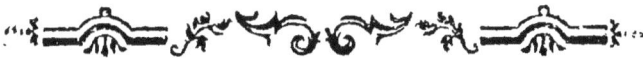

CHAPITRE II.

DES CORPS LES PLUS SUJETS A LA PETITE VÉROLE, ET DES SAISONS OU ELLE EST PLUS FRÉQUENTE.

EN général les corps blancs, pleins d'humeurs, & de chairs ; qui ont des couleurs rouges, vives & tempérées ; les bruns qui font trop replets ; ceux qui font fujets aux fievres ardentes & continues, aux hémorrhagies, furtout du nez, aux ophtalmies, aux éruptions cutanées, aux furoncles, aux boutons, &c. font plus expofés que les autres a la petite vérole. Il en eft de même de ceux qui fe nourifient d'aliments trop doux, de dattes, de miel, de figues, de raifins & d'autres du même genre, qui font épais, vifqueux, tels que certains potages, comme le

C iij

Faluzedgat (i). Ceux qui font un ufage fréquent de vin & de laitage font dans le même cas.

Les corps maigres , bilieux , chauds, fecs , font plus fujets à la rougeole qu'à la petite vérole ; mais s'ils font attaqués de la petite vérole , elle eft toujours peu chargée , difcrete & legere; ou bien elle eft toute contraire, d'un mauvais caractere ; avec des puftules en grand nombre , mais feches , ftériles , & fans fuppuration.

Les corps maigres, fecs, d'un tempéramment froid, ne font fujets ni à la petite vérole , ni à la rougeole, mais s'ils ont une petite vérole , les puftules font rares, diftinctes, & fans danger, la fievre eft légere , modérée , pendant tout le cours de la maladie. Ces corps éteignent tout le feu de la maladie.

Quant aux tems de l'année où l'on obferve le plus dè petites véroles; c'eft à la fin de l'automne & au commencement du printems; lorfque les vents

(i) Le *faluzedgat* des Arabes eft une forte de bouillie faite avec de l'amydon , de la fleur de farine , de l'eau & du miel.

du midi & les pluies continuent en été, & que l'hiver eft adouci par les vents du midi.

Mais lorfque l'automne a été chaud & fec, ainfi que l'été, & que les pluies ont été retardées : alors la rougeole attaque rapidement ceux qui font les plus fujets à cette maladie ; c'eft-à-dire les corps maigres, chauds, & bilieux.

Très-fouvent cela varie fuivant la différence des lieux, des climats qu'on habite, de l'état de l'air, qui détermine toujours le développement de cette maladie, ce qui eft caufe que ces maladies arrivent dans toutes les faifons. C'eft pourquoi il faut être très-attentif à s'en préferver lorfqu'elles commencent à paroître, & qu'elles fe répandent parmi les hommes, en fuivant les confeils que nous allons donner.

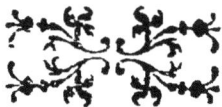

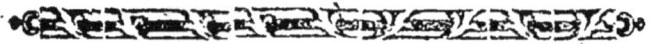

CHAPITRE III.

DES SYMPTOMES QUI ANNONCENT L'ÉRUPTION DE LA PETITE VÉROLE ET DE LA ROUGEOLE.

L'ERUPTION de la petite vérole eſt précédée d'une fievre continue, d'une douleur au dos, d'une démangeaiſon au nez, & de rêves effrayants dans le ſommeil : voila les principaux ſignes d'une éruption prochaine de petite vérole : ſurtout la douleur au dos & la fievre. Le malade éprouve enſuite un ſentiment de ponction dans tout le corps ; le viſage ſe gonfle & revient tout-à-coup à ſon premier état ; ſa couleur s'anime, les joues deviennent rouges & enflammées ; les yeux ſont rouges de même : le malade eſt dans un abbattement général, dans une inquiétude extrême & fatigante, ce qui eſt anconcé par des baillements, & l'extenſion des membres : il ſent une douleur à la gorge & à la poitrine,

avec une légere difficulté de respirer,
& la toux : la bouche est seche, la langue épaisse, la voix change, la tête est
pesante, l'ame est inquiete, le malade
est triste , fatigué de son état ; il a
des nausées (quoi que l'inquiétude ,
les nausées & la tristesse soient des
signes plus affectés à la rougeole ; mais
la douleur du dos est plus particuliere
à la petite vérole.) La chaleur, la rougeur occupent toute la surface du
corps , la peau est d'un rouge éclatant,
les gencives sont d'une rougeur extrême. Si vous voyez ces signes, ou quelques uns deux , surtout les plus violents, tels que la douleur du dos , la
frayeur daus le sommeil, avec une
fievre continue, soyez assuré que l'é-
ruption de la petite vérole ou de la
rougeole est prête à se faire. La douleur du dos ne sera jamais si violente
dans la rougeole que dans la petite vérole ; & les nausées , & la tristesse nau-
ront pas de même toute la force qu'elles ont dans la rougeole, à moins que
la petite vérole ne soit d'un mauvais
caractere : & cela démontre que la
rougeole doit sa naissance à un sang
très-bilieux.

Dans les petites véroles falutaires, le fang pêche plutôt par fa quantité, que par fa qualité : voila pourquoi elles font accompagnées de la douleur au dos, qui vient de l'extenfion des grands vaiffeaux artériels & veineux, fitués fur les vertebres de l'épine du dos.

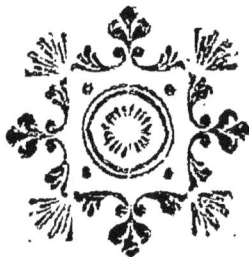

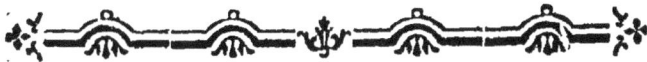

CHAPITRE IV.

EXPOSITION DES ARTICLES QUI CONCERNENT LE TRAITEMENT DE LA MALADIE EN GÉNÉRAL (k).

IL faut faire mention à préſent de la conduite générale qu'on doit tenir dans la maniere de gouverner les malades.

Le premier de ces Articles contient les précautions qu'on doit prendre pour ſe préſerver de la petite vérole avant qu'elle paroiſſe , & la maniere de la réprimer lorſqu'elle donne des ſignes de ſon exiſtence,

Le deuxieme renferme les moyens d'accélérer & de favoriſer l'éruption de la petite vérole.

(k) Tout ce Chapitre ne renferme que la diviſion générale des Chapitres qui reſtent : ce n'eſt qu'une répétition de celle qui a été déja faite par l'Auteur au commencement du Traité : elle étoit inutile , & on peut paſſer au Chapitre cinquieme.

Le troifieme, les précautions néceffaires pour prévenir les accidents
qui arrivent aux yeux, aux cils, aux
oreilles, à l'intérieur du nez, au gofier,
aux articulations, en les détournant de
ces parties.

Le quatrieme, les moyens d'accélérer la maturité des boutons.

Le cinquieme, la maniere de faciliter l'aridité des croutes.

Le fixieme, contient les petites véroles d'un mauvais caractere, celles
qui font mortelles : & la maniere d'enlever les écailles.

Le feptieme, traite des moyens
d'enlever les veftiges de la petite vérole.

Le huitieme, du choix des aliments
qui conviennent au malade.

Le neuvieme, des fecours qu'on doit
employer pour prévenir la diarrhée à
la fin de la maladie.

Le dixieme, des fymptômes falutaires & mortels.

Nous allons parcourir tout ces
points d'une maniere fuccincte & fuffifante. *Si voluerit Deus.*

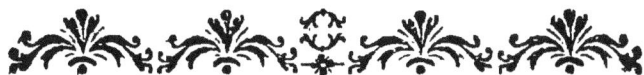

CHAPITRE V.

DES PRÉCAUTIONS CONTRE LA PETITE VÉROLE AVANT QU'ELLE PAROISSE,

Et des moyens de la rendre moins abondante lorsqu'elle a paru.

IL faut faire saigner les enfans & les jeunes gens, non seulement ceux qui n'ont pas encore eu la petite vérole, même ceux qui n'en ont eu précédemment qu'une bénigne, légere, surtout dans les mauvaises saisons, & les sujets dont le tempérament y est le plus exposé; il ne faut pas attendre la fievre, ni les autres symptômes de la petite vérole. Qu'on fasse une saignée à ceux qui ont atteint l'âge de quatorze ans : qu'on applique les ventouses à ceux qui sont au dessous de cet âge : qu'on rafraichisse l'appartement qu'ils occupent; il faut leur donner des aliments capables de les rafraîchir, tels que des foupes, (*l*) des bouillons de lentilles, des potages arrofés avec du verjus, du *Sicbadg*, (qui eft une forte d'achis de viandes arrofées avec des acides), des gelées de pieds de chevreau, le jus dégraiffé du *Sicbadg*, des bouillons de veau, de *Francolin* (*m*), de poules, de faifans; ainfi que chair préparée de ces animaux, où l'on ajoute du verjus : qu'on leur faffe boire de l'eau à la glace, (*n*) ou l'eau fraîche des fontaines, dont on arrofera l'appartement qu'ils occupent : qu'on leur don-

(*l*) Du tems de Rhasès on étoit beaucoup dans l'habitude de faire des foupes avec des lentilles jaunes, qu'on faifoit cuire dans l'eau jufqu'à confiftence de purée, on y joignoit le fuc d'ofeillu, ou de fang-dragon, la coriandre & le fel.

(*m*) Le Francolin, *Attagene* des Latins, eft un oifeau d'un excellent goût, qui eft fort commun dans plufieurs parties d'Afie & d'Afrique. Il eft de la groffeur d'un faifan.

(*n*) C'eft cette eau à la glace, que Rhasès ordonne ici pour la boiffon des enfans qu'il veut préferver de la petite vérole, qui a révolté plufieurs Auteurs. Quel inconvénient y a-t-il de donner l'eau à la glace, ou l'eau fraiche des fontaines.

ne fouvent à manger des grenades ai-
grelettes, & des gelées de fruits acides
& aftringents, tels que les *rob* (*o*) de
grenades, de citron, de verjus, des
meures de Syrie, & femblables; &
le *ribas*. (*p*) Ceux d'enrre eux qui font
d'un tempérament plus chaud & facile
à s'enflammer, doivent faire ufage le
matin à jeun d'une eau d'orge préparée
fuivant l'art, à laquelle on ajoute la
quatrieme partie du fuc de grenade acide. Ceux qui font d'un tempérament

(*o*) Les Arabes donnoient le nom de *rob* à
tous les fucs des fruits bouillis & réduits en confiftence. Ce mot, ainfi que fa fignification, font
reftés dans notre langue; & on fait encore
parmi nous des *rob* de cerife, de grofeilles,
de raifins, &c.

(*p*) Mais le *ribas* des Arabes étoit le fuc
épaiffi d'une plante de la famille des ofeilles
lapathum acetofum : fes vertus ont été très-
recommandées par les Arabes. Elle étoit
très-commune fur le Mont-Liban. La plante d'Europe qui lui reffemble le plus, &
qui eft peut-être la même, eft le *lapathum folio
acuto rubente*, que nous nommons *fang-dragon*,
qui eft une efpece d'ofeille. On faifoit épaiffir
fon fuc à un feu moderé : c'étoit le *ribas* des
Arabes. Lorfqu'on lui donnoit trois coctions,
c'étoit alors le *rob ribas* ; nom qu'on a donné depuis parmi nous, au *rob* de grofeilles,
qu'on appelle *rob de ribes.*

moïns ardent doivent faire ufage d'un|
ptifane faite avec la (q) farine d'org|
& le fucre. Qu'on mêle toujours |
leurs aliments, le vinaigre, les lentil-|
les, les grenades, & furtout le ver-|
jus. Par ce moyen vous donnerez plu|
de confiftance à leur fang, & vous l|
rafraîchirez au point que vous empê-|
cherez fa fermentation & le dévelop-|
pement de la maladie. Ce régime con-|
vient nonfeulemeut dans les épidémie|
de petite vérole, mais il fera en outre,|
d'un grand fecours dans tous les tems de|
pefte, & diminuera le danger des ulcere|
peftilentiels, des furoncles ; il eft capa-|
ble de garantir des pleuréfies, des angi-|
nes, & en général de toutes les mala-|
dies bilieufes & fanguines. Il faut faire|
baigner ceux qu'on veut garantir de la|
petite vérole, dans l'eau froide à l'heu-|
re du midi : qu'ils y entrent & qu'ils|
y nagent ; qu'ils s'abftiennent du lait|
récemment trait, de vin, de dates,|
de miel, & en général de tous les ali-|
ments doux, fucrés, & de ceux que|

(q) Le Traducteur Anglois a confervé par-
tout le mot Arabe *favic*, qui fignifie *farine*
d'orge.

nous

nous nommons (r) *Isfidbádgât* ; de la viande de brebis, de celle de jument, d'écreviffes ; il faut leur défendre de manger de jeunes oifeaux, des ragouts & des femences chaudes. Lorfque le tems eft mauvais, peftilentiel ; ou qu'on a affaire à des tempéramens chauds, remplis d'humeurs, enclins à la putridité ou à ceux qui font ardents, fecs, faciles à s'enflammer ; il faut joindre au régime prefcrit quelqu'un des remedes fuivants. On doit recommander aux derniers l'ufage des plantes potageres, emolliantes, rafraîchiffantes, telles que le pourpier, les mauves, les blettes, les courges, les citrouilles &c.

Quant aux melons, furtout les doux, il faut les leur défendre féverement ; & fi par hazard ils en mangeoient, qu'on leur faffe boire tout de fuite le fuc de quelque fruit acide. On peut leur donner encore des poiffons frais & du petit lait.

(r) L'*Isfidbadgat* des Arabes, étoit une forte de ragoût fait avec de la chair de brebis, du beurre, du fromage fec, de l'oignon, de la graine de coriandre, & du fel marin, qu'on faifoit cuire enfemble.

Tome I. D

Les corps gras, replets, blancs &
animés de couleurs rouges, n'ont befoin que d'un régime fec & rafraîchif-
fant. Mais on doit défendre à tous ceux
qu'on veut garantir de la petite vérole
le travail, le bain, l'acte vénérien, la
promenade, & l'équitation au foleil &
à la pouffiere, les eaux dormantes, les
fruits & les légumes brulés ou marqués de rouille. Purgez-les lorfqu'il fera
néceffaire, avec une eau de prunes de
damas, avec du petit lait & du fucre;
& empêchez les de manger des figues,
des raifins; parceque les figues font
naître les boutons, & pouffent les humeurs fuperflues à la peau; & les raifins rempliffent le fang de flatuofités,
d'efprits, & le difpofent à la fermentation : & fi l'air eft mal fain, putride,
peftiféré; faites leur laver le vifage
tous les jours avec l'eau de fantal &
du camphre, & cela produira un bon
effet; *cum permiffione Dei.*

Pour ce qui eft des enfans du bas
âge, qui font encore à la mammelle,
appliqués les ventoufes à ceux qui ont
paffé le cinquieme mois, lorfqu'ils font
gras, blancs & colorés. Bien plus,
gouvernez la nourrice qui fournit le

lait , de la maniere indiquée ; fi les enfans mangent déja du pain , donnez-
leur quelqu'une des nourritures dont
nous avons parlé , à une dofe proportionnée à leur foibleffes.

Paffons aux remedes qui ont la vertu
d'appaifer & de rafraîchir le fang , &
qui l'empêchent de fermenter,

Tous les acides produifent cet effet ;
le vinaigre , l'eau *al-raib* , (qui eft cet
eau acidule , légere , un peu amere ,
qui furnage le lait aigri à l'ardeur du
foleil) le jus de citron, ont cette vertu :
mais les remedes qui réuniffent à l'a-
cide une vertu aftringente , font ceux
qui font le plus de bien : tels font les
fruits aeerbes, comme le verjus, le
fumac, le *ribas*, les pommes, les coings,
les grenades aigres : & ceux qui épaiffiffent le fang par leur propre fubftance , tels que les jujubes rouges, les
lentilles , les choux, la coriandre, la
laitue , le pavot, la chicorée, la mo-
relle , le (ſ) *fpodium* , la femence de
pſyllium & le camphre.

(ſ) Le *fpodium* des Arabes , qu'ils appellent *tcbashir* , n'eft autre chofe que les cendres
des cannes à fucre. Ce remede a été de tout

D ij

Voici la composition d'un **remede** qui appaise la fermentation du sang, & qui calme la chaleur du foye & l'ardeur de la bile.

Prenez. Roses rouges pilées. 10 gros.
Spodium. - 20 gros.
Sumac, semence d'oseille, lentille mondée, épine-vinette, semence de pourpier, de laitue blanche. de ch. 5 gr.
Santal blanc. 2 gros & demi.
Camphre. 1 gros.

On en prend trois gros, qu'on mêle à la boisson du matin, avec une once de *rob* de citron, ou de *ribas*, de grenade, de verjus, ou autre semblable. (*t*)

tems célebre en Asie. On a toujours attribué de grande vertus à la canne à sucre ; & cette prévention est encore parmi les Indiens, qui font grand cas du sucre *bambu* ou *bambou*, qui n'est autre chose que le suc épaissi du même roseau. Le *spodium* n'est pas une cendre parfaite ; c'est du sucre brûlé qui reste encore lié par la partie glutineuse ou mucilagineuse du sucre. Il ne faut pas le confondre avec un autre *spodium*, qui est de l'ivoire brûlé.

(*t*) Tous ces *rob* repondent à nos gelées de fruits acides.

Cet *oxifaccharum* (*u*) eſt encore très-ſalutaire.

Prenez. 2 parties d'eau roſe ſur une de vinaigre bien clarifié, mêles enſemble, & faites y macérer pendant trois jours une once de feuilles de roſes rouges ſeches, une once de balauſtes, 2 onces d'écorces de grenades ; coulés, faites cuire en y ajoutant du ſucre candi blanc, à une doſe double de celle du vinaigre : faites bouillir, & gardés pour l'uſage.

Le remede ſuivant eſt encore très-efficace.

Prenez. Roſes, ſpodium,   de ch. 10 gr.
Santal blanc.   3 gros.
Camphre.   1 gros.

Liez le tout avec le mucilage des ſemences de *pſyllium* pour en faire des trochiſques ou pilules : on en prend la valeur de trois gros ſur une once de l'*oxifaccharum* dont nous avons donné la compoſition.

Mais le ſirop ſuivant eſt le plus ſalutaire de tous ; *per deum !* à moins

(*u*) En Arabe c'eſt le *ſecangiabin* ou ſyrop acide.

qu'il ne foit inférieur au firop de *per-les* que les Indiens feuls favent pré-parer : & ils difent ; » *fi quis bibat de* » *fyrupo margaritarum , fi in illo jam* » *eruperint puftulæ variolarum novem,* » *decima non fuperveniet.*

Voici le notre :

Prenez. Du bon vinaigre vieux, bien
　　　　clarifié.　　　　　　3 ℔.
　　　Sucs de citron, de grenade,
　　　　de verjus, de meures, infu-
　　　　fion de fumach, d'épine-vi-
　　　　nette.　　　　　de ch. 4 ℔.
　　　Décoction de jujubes rouges &
　　　　infufion de lentilles.
　　　　　　de ch. 1 ℔. & demie.

Mêlez le tout ; ajoutez trois livres de fucre, & faites cuire. Enfuite pre-nez une livre & demie de fpodium & de camphre bien broyés enfemble : qu'on jette dans un mortier bien net, verfez goutte à goutte un peu de ce fi-rop tout chaud, agitez ce mêlange avec un pifton, jufqu'à ce que toutes les matieres foient liées & diffoutes : on remue fans interruption avec une baguette de faule ou de roſeau, & on ne ceſſe d'agiter le mêlange que lorſque le ſpodium & le camphre ſont parfaitement diſſous & liés enſemble. On ſe ſert de ce ſirop avant que les ſymptômes de la petite vérole paroiſſent; même après leur apparition; dans toutes les maladies bilieuſes, & qui dépendent du ſang; pour les bubons peſtilentiels, les furoncles, l'angine, les maux de gorge, & il agit *Dei permiſſione.*

Ce que nous venons d'expoſer, ſuffit en général pour préſerver les enfans avant que la petite vérole paroiſſe accompagnée des autres ſymptômes.

Un homme ainſi préparé, ſe met quelquefois à l'abri de la petite vérole, & s'il arrive qu'il en ſoit attaqué, la maladie eſt toujours douce, bénigne, & ſans danger. Le changement du ſang du premier au ſecond état ne ſe fait plus tout-à-coup, d'une maniere impétueuſe & violente, avec une fermentation dont les ſymptômes ſont toujours dangereux & effrayants : mais peu-à-peu, inſenſiblement & d'une maniere ſucceſſive : c'eſt une coction lente, au lieu d'une fermentation fubite, d'un mouvement de putréfaction, fuivi toujours d'une fievre, fouvent douloureufe & formidable.

Muis lorfque la fievre paroît avec les autres fymptômes de la petite vérole ; il faut bien fe garder d'employer ces remedes fans un mur examen, & fans une attention des plus réfléchies ; c'eft-là où il faut être prudent, & où la moindre faute feroit des plus graves: la raifon en eft que le fang bouillonne alors, la maffe eft augmentée ; cependant la nature fait tous fes efforts pour fe débaraffer & pouffer au dehors, ou fur quelque partie, toutes les matieres furabondantes dont elle eft furchargée. Et fi, cherchant alors à condenfer & à rafraîchir le fang, vous ne pouvez pas parvenir à le ramener à un plus haut dégré de froideur & de denfité que celui qu'il avoit auparavant ; vous le verrez fermenter jufqu'à trois fois ; & au lieu d'aider la nature vous ne faites que la troubler & la détourner de fes opérations: car on ne fauroit appaifer le fang lorfqu'il eft dans cette véhémence, que par des remedes capables de

coaguler

coaguler le fang, mais qu'il eft fort dangereux d'adminiftrer, tels que l'*opium*, la cigue, une grande quantité de fuc exprimé de laitue, le folanum, & autres femblables, & quand même vous les auriez donnés à une dofe exceffive, vous ne pourriez pas encore vous flatter d'empêcher l'effervefcence du fang, ni d'éteindre un feu auffi extraordinaire : & fi vous paffez les bornes, vous étouffez en même tems, & la chaleur furnaturelle, & le principe de la vie qui étoit effentiel pour expulfer hors du corps, une matiere étrangere & ennemie.

Voici ce qu'il convient de faire dans ce cas, & que plufieurs Médecins oublient, foit par ignorance, foit par une avidité fordide de tirer une récompenfe qui tourne entierement à leur avantage. Afin de ne pas commettre avec eux un crime contre la nature; fuivons cette route. *Voluntate Dei potentis & gloriofi.*

Lorfque dans l'examen des fymptômes, vous verrez augmenter le volume du corps, le malade dans une fréquente agitation, avec douleur au dos, les yeux & le vifage rouges, un mal de

Tome II. E

tête violent, le pouls plein & élevé, la
refpiration difficile, l'urine trouble &
rouge ; le corps du malade, au toucher,
chaud comme celui qui fort du bain :
s'il eft replet, & que fa maniere de vivre
antérieure ait contribué à une abondance de fang ; faignez alors le malade
jufqu'à la foibleffe, à la veine *bafilique*,
où à quelqu'une de fes branches ; &
fi elle ne paroît pas, ouvrez la céphalique : il fera encore plus avantageux
dans le cas où l'on ne pourroit trouver
la bafilique ou quelqu'une de fes branches, de piquer la veine crurale ou la
faphene : car elles tirent plus de fang
des grands vaiffeaux du bas ventre,
que la céphalique. Quoique les fymptômes que nous avons décrit ne foient
pas toujours violents, pourvû qu'ils
foient fenfibles, il faut faire des faignées néanmoins, mais proportion-
ner leur nombre à la quantité du fang
& à la violence des fyptômes : quelques
foibles qu'ils foient, tirez un peu de
fang ; enfuite pourfuivez le traitement
avec les rafraichiffants que nous avons
indiqués.

Et lorfque vous vous ferez apperçu
que ces fecours ont déja calmé la cha-

leur de la fievre, que le pouls & la respiration reviennent à leur état naturel, continuez les remedes ; car c'est ainsi que vous parviendrez bientôt à calmer tout le feu de la fievre, & à faire cesser entierement l'effervescence du sang : les rafraîchissants que vous employerez, seront encore plus efficaces, si vous faites boire de l'eau froidie dans la neige, par intervalles & très-souvent, jusqu'à ce que le malade éprouve une fraîcheur qui lui rafraîchisse les entrailles.

Si après cela la fievre continue, & que la chaleur revienne ; faites lui boire de l'eau une seconde fois, depuis deux livres jusqu'à trois, & même plus, dans l'espace d'une demi heure.

Que si la chaleur revient encore, & que le ventre soit rempli d'eau ; faites en sorte qu'il l'a rende en vomissant, & ensuite faites le boire de nouveau, & si cette eau passe par les sueurs ou par les urines, soyez sur que le malade approche de sa guérison.

Que si l'eau ne pénétre pas ; que la chaleur augmente ; & soit dans le même dégré ou plus forte ; cessez de lui donner de l'eau froide, en si grande quan-

tité ; & ayez recours aux autres rafraîchiffants que j'ai décrits ; & fi le malade s'en trouve mieux, continuez à
vous en fervir.

Si, au contraire, vous appercevez
qu'ils ne font point de bien & que le
malade eft dans une inquiétude cruelle
& extraordinaire, foyez affuré qu'il
aura la petite vérole ou la rougeole,
& qu'il ne peut éviter l'une de ces
deux maladies.

Alors il faut renoncer à tous ces fecours ; il ne faut plus s'occuper qu'à
aider la nature qui veut fedébarraf-
fer d'une matiere étrangere qui la fati-
gue, de la maniere que nous allons
indiquer. (x)

(x) Jufqu'ici Rhasès n'a cherché qu'à étouf-
fer ou éloigner la petite vérole : il a indiqué
les plus puiffants fecours ; il a fait voir tout le
danger de fe fervir de certains remedes. Re-
marquez qu'il rafraichit & noye toujours fon
malade ; il fournit toujours des armes à la nature ; fans jamais l'épuifer, il rafraîchit toujours l'intérieur du corps & l'abreuve, parce
qu'il fait qu'il eft néceffaire de noyer le corps
pour chaffer heureufement cette maladie : il
donne de l'eau froide à petits verres, après avoir
calmé la violence de la fievre par la faignée,
parce qu'il a éprouvé qu'il n'y a aucun incon-

vénient à donner de l'eau froide à petite dose,
& à plusieurs reprises Ainsi cette méthode de
Rhasès, contre laquelle on a tant crié, ne paroît avoir rien de vicieux dans le premier degré de cette maladie. Il faut de l'eau pour
suer. *Nullus humor, nullus sudor.* Voila sans
doute le grand principe de Rhasès. Il ne nous
a fait voir jusquici qu'une comparaison ingénieuse pour expliquer le développement de la
maladie ; le régime qui convient à tous ceux
qu'on veut garantir ; quelques remedes à titre
de préservatifs. La petite vérole n'a été pour
ainsi dire, que douteuse, équivoque : elle n'a
pas encore paru. Nous allons voir l'art de
la faire éclorre à toute la surface du corps &
sans danger. Art peu connu, si difficile, &
perfectionné par son inventeur.

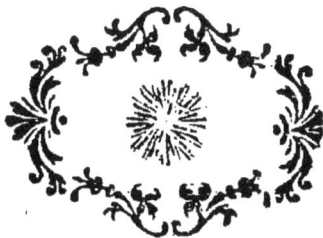

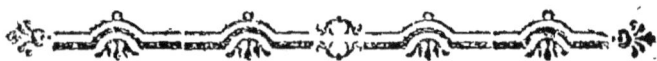

CHAPITRE VI.

DES MOYENS DE FAVORISER ET D'ACCÉLÉRER L'ÉRUPTION DE LA PETITE VÉROLE (y).

Pour accélérer l'éruption de la petite vérole & de la rougeole, on enveloppe le malade dans ses habits; on fait des frictions avec la main sur tout le corps, on l'expose dans un endroit qui ne soit pas froid ; on lui fait boire un peu d'eau fraîche de tems en tems, surtout lorsque la chaleur est véhémente : car l'eau froide prise ainsi par

(y) C'est dans ce Chapitre que Rhasès prouve toute l'excellence de sa pratique ; méthode simple , aisée, facile dans l'exécution ; fondée sur des principes vrais , solides, dont nous avons fait voir toute l'efficacité ; & comment toutes les observations se réunissent pour la faire valoir: puisque toutes les fois qu'on l'a imitée, d'une maniere encore bien éloignée, on a toujours réussi.

intervalles, & à petite dofe, provoque la fueur & facilite l'expulfion des
humeurs aux extrémités du corps,
à la furface de la peau. Que le malade
foit couvert d'un double vêtement,
dont l'ouverture fupérieure foit exactement fermée & ferrée, au moyen
d'une boucle. On place fous cette cou-
verture deux petits baffins remplis d'eau
bouillante, l'un devant, l'autre derriere le malade ; afin que tout le corps,
à l'exception du vifage, puiffe recevoir la vapeur de cette eau, & que la
peau ramolie par ce moyen, ayant fes
pores plus ouverts, foit plus propre
à donner iffue aux humeurs qui doivent fortir & s'évaporer. Toute la
furface du corps ainfi préparée, fe couvre alors d'une fueur abondante, qui
diminue le feu intérieur, & devient
falutaire pour le malade. C'eft par ce
moyen qu'on ouvre par une chaleur
douce les pores de la peau, qu'on ramollit, qu'on conferve toutes les forces du malade, qui font effentielles
dans état : mais on ne peut obtenir l'un
& l'autre qu'en enveloppant ainfi le
malade, par les frictions, & par la va-

peur de l'eau chaude, de la maniere que nous avons dit.

Les étuves & les bains font dangereux dans cet état, parce qu'en échauffant, ils procurent une évacuation trop abondante, & épuifent les forces du malade qui tombe dans les foibleffes : & lorfqu'il en furvient une feule, la nature eft troublée dans fon ouvrage, & le malade eft en danger ; furtout fi elles font fréquentes & confidérables : & rien n'annonce plus une mort prochaine que les fyncopes qui reviennent fi fouvent.

Cela indique que la nature eft opprimée, & que tout le principe de vie eft concentré dans l'intérieur du corps : la nature fans ceffe fatiguée par la préfence de la matiere morbifique, fuccombe, & fe trouve enfin épuifée & vaincue ; il eft effentiel de ne pas laiffer refroidir la vapeur qui s'eft amaffée fur la furface du corps, & il faut avoir foin d'effuyer exactement le malade avec des linges fecs.

Cela eft fuffifant pour faciliter la fortie des humeurs étrangeres & furabondantes, pourvu que la nature ne foit pas tout à fait impuiſſante , & que les humeurs ne ſoient ni trop épaiſſes , ni trop viſqueuſes , pour être chaſſées au dehors.

Lorſque la fievre paroît douce , calmée extérieurement ; mais que le malade néanmoins eſt inquiet, agité ; que l'éruption de la petite vérole eſt difficile & retardée juſqu'au cinquieme jour ; il faut alors employer les ſecours qui la facilitent, mais avec beaucoup de précaution & de prudence, comme nous avons dit en parlant des rafraîchiſſants & des conditions néceſſaires pour les adminiſtrer : car quoique les fautes qu'on commettroit ici ne fuſſent pas auſſi graves que dans l'autre cas ; elles le ſont néanmoins. Voici les précautions qu'il faut prendre pour ne pas tomber dans l'erreur ; elles conſiſtent à ne pas ſe preſſer , à employer les remedes indiqués ; mais ſe borner au premier régime, toutes les fois qu'on eſpere qu'il eſt ſuffiſant, & qu'on eſt aſſuré que la chaleur de la fievre n'eſt pas plus ardente à l'intérieur qu'elle paroît à l'extérieur ; ce qui eſt aiſé à connoître par le pouls & la reſpiration, lorſque leurs mouvemens ne ſont ni ir-

réguliers, ni précipités ; & que la chaleur de la poitrine n'eſt pas exceſſive au
toucher : ſoyez aſſuré alors que la fievre (quand bien même elle augmente-
roit du double & même plus) ne condui-
ra pas le malade à la mort, par un excès
de chaleur : on peut s'en convaincre
en la comparant avec les autres fievres
qui parviennent au même dégré, dans
les mêmes tempéraments, & qui néanmoins ont laiſſé les ſujets ſains & ſaufs.
Quand vous verrez que l'éruption commence à ſe faire, ſervez-vous des remedes qui ont déja ſoulagé le malade, & qui
ont rendu les mouvemens du pouls &
de la reſpiration plus libres & plus réguliers ; mais ſi vous obſervez que l'é-
ruption ſoit lente & difficile, écartez
de votre pratique tous les grands rafraîchiſſants ; car uſer de pareils remedes, c'eſt agir contre l'intention de la
nature, & l'empêcher de pouſſer à la
peau l'humeur ſuperflue dont elle cherche à ſe débaraſſer. On connoît qu'on
s'eſt trompé dans le choix des rafraichiſ-
ſants, lorſque leur uſage eſt ſuivi d'une
anxieté, d'une inquiétude qui n'éxiſ-
toient pas auparavant ; & s'il ſurvient
une palpitation de cœur, la faute eſt

encore plus grave. C'eſt pourquoi oc-
cupez-vous à r'amollir la peau, de la maniere que j'ai dit, & donnez à pluſieurs
repriſes de l'eau chaude toute pure,
(ʒ) ou bien de l'eau où l'on a fait bouillir de la ſemence de fenouil, ou de perfil, ou bien de quelque autre plante
capable de faciliter l'éruption de la petite vérole, à une doſe raiſonnable &
proportionnée au dégré de chaleur,
d'inflammation, & aux forces du malade : & ayant égard encore au retar-
dement plus ou moins long de l'éruption.

Voici la deſcription d'un remede
calmant & lenitif qui n'excite pas une
forte chaleur, & qui facilite l'éruption
de la petite vérole.

Pren. Figues blanches.   Nᵒ. 20.
        Raiſins ſecs ſans pepins. 20 gros.

(ʒ) Cela prouve combien la plupart des
Auteurs étoient peu fondés, lorſqu'ils ont cri-
tiqué Rhasès, qui emploie les rafraîchiſſans,
ainſi que les remedes contraires, ſuivant les
circonſtances, & les indications qui décident
la nature des ſecours. Je crois qu'on lui ren-
dra un peu plus de juſtice lorſqu'on l'aura lu.

Faites bouillir le tout dans trois livres d'eau jufqu'à ce qu'ils foient fondus, & réduits en pulpe : faites boire de cette liqueur une demi livre en trois fois, couvrez le malade de fes habits, & donnez-lui le bain de vapeur comme nous avons dit.

Remede plus efficace.

Pren. De la décoction précédente.

4 onces.

Décoction de femences de fœnouil & de perfil.　　2 onces.
Faites boire & expofez à la vapeur.

En voici un autre encore meilleur.

Pren. Semences de fœnouil & de perfil de chacune 10 gros, faites les bouillir dans l'eau de la premiere décoction, jufqu'a ce qu'elle fe charge d'une couleur rouge ; paffez la liqueur & faites en boire 3 onces.

Ce dernier remede eft falutaire dans bien des circonftances.

Prenez. Rofes rouges　　　　4 gros.

Lentilles mondées.	9 gros.
Figues jaunes.	N°. 10.
Adragant.	3 gros.
Raifins fecs épluchés.	10 gros.
Gomme-laque fans bâtons & bien lavée	3 gros.
Semences. de fœnouil. de perfil.	5 gros.

Faites bouillir dans deux livres d'eau jufqu'à diminution d'un quart : le malade prendra une demie livre de cette décoction avec un demi fcrupule de faffran, qu'il prendra deux ou trois fois, fuivant le befoin.

Nous allons parler maintenant des parties qui ont befoin d'un traitement particulier.

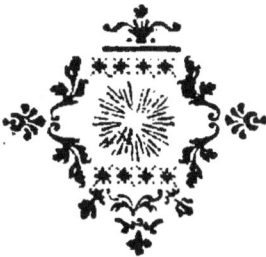

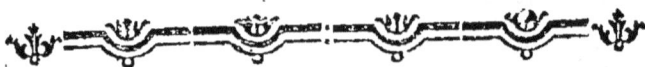

CHAPITRE VII.

DU TRAITEMENT PARTICULIER DES YEUX, DE LA BOUCHE, &c.

IL faut, dès qu'on voit paroître les signes de la petite vérole, s'occuper à garantir les yeux principalement ; la bouche, le nez, les oreilles, les jointures, de la maniere suivante : il faut avoir soin encore de la plante des pieds, de la paume des mains : ces parties sont souvent exposés à des douleurs très-vives, parce que l'éruption s'y fait difficilement à cause de la callosité & de l'épaisseur de la peau.

A la premiere apparition des symptômes qui précedent la petite vérole ; distillez goute à goute dans les yeux à plusieurs reprises de l'eau fraîche, & lavez en le visage & les yeux plusieurs fois dans la journée ; car si la petite vérole est légere, les yeux en seront exemps, cette précaution est toujours

néceffaire. Mais lorfque la fermentation commence, que les puftules font
en grand nombre, & que les paupieres demangent; lorfqu'on voit le blanc
des yeux, ou quelques parties de l'œil
fort rouges; il y aura certainement des
puftules, à moins qu'ils n'ayent été
bien préparés & prémunis contre la
petite vérole.

Ne tardez pas alors à verfer goute à
goute dans les yeux, de l'eau rofe, dans
laquelle on aura fait macérer du fumac,
plufieurs fois dans la journée : faites un
collyre avec de la noix de galle pilée
dans l'eau rofe. On peut fe fervir encore du fuc des grenades qu'on tire par
expreffion, pour conferver les cils des
paupieres; faites un collyre avec le
mamithfa (*a*) le verjus le fut du *lycium*,
(*b*) l'aloes, l'acacia, une partie de cha-

(*a*) Le *mamithfa* des Arabes, eft une plante
qui a été fort recommandée pour tous les maux
des yeux ; elle reffemble à celle que nous ap-
pellons *le pavot cornu* ; elle eft vifqueufe &
aftringente comme l'*hypocifte* ; on en tiroit un
fuc qu'on faifoit épaiffir, & qu'on vendoit en
petites boules. Son ufage n'eft plus connu.

b) Le *lycium* eft un arbriffeau épineux qui
tire fon nom du pays où il croît : c'eft-à-dire

que , & un dixieme de faffran. Ce collyre convient dans cette circonftance
& fait du bien ; mais fi l'éruption eft
forte , les puftules en grand nombre ,
& qu'on conjecture à la rougeur & au
gonflement de l'œil, qu'il n'eft pas poffible d'éviter l'éruption dans les yeux,
que ces fecours ne font qu'appaifer pour
un moment , & que la rougeur devien-
ne au premier état ,´& même plus
forte; ceffez alors d'employer les premiers , & fervez-vous d'un peu d'*Almuri* (c) fait avec l'orge , & dans lequel

en *Lycie*. On ne connoit en Europe que le
lycium europæum , *Lin.* Efpece de *ramnus*
qu'on appelle l'*épine noire* , dont la graine teint
en jaune.

(c) L'*almuri* étoit une compofition pharma-
céutique , qui s'employoit à titre de purgatif,
de calmant, de déterfif & d'antidote contre la
rage : on s'en fervoit intérjeurement & extérieurement. L'*almuri gari* ou *nabathæum* , étoit
celui qui fe préparoit avec l'orge ; & c'eft celui
dont parle ici Rhasès. Le Traducteur Anglois
que nous fuivons ici , nous donne la maniere
dont on le compofoit chez les Arabes , d'a-
près *Ebn-Giazla* Prenez du pouillot & du
pain de froment fait fans fel ni levain , & cuit
jufqu'à ficcité , de chacun 30 liv. Mêlez-les
enfemble & mettez-les dans une cruche avec

il

il n'entre ni vinaigre, ni acide quelconque. Lorsque les boutons naissent sur la conjonctive, la vue ne court aucun risque, mais ceux qui naissent sur la cornée, font des obstacles à la vue, parce qu'ils ferment le passage de la lumiere plus ou moins, à raison de leur

20 liv. de sel, 2 quarts de liv. de fenouil, & un quart de livre de nielle; exposez ce mêlange pendant 40 jours aux chaleurs du soleil d'Eté : on le pile trois fois par jour, & on l'arrose avec de l'eau ; lorsqu'il noircit on le met dans un vase de verre & on ajoute à la masse une égale quantité d'eau ; on le laisse ainsi pendant 14 jours, en l'agitant matin & soir. On le laisse fermenter : après la fermentation on coule. On se sert encore de la lie ou *feces*, qu'on expose au soleil pendant deux semaines. On y remet de l'eau, on agite le mêlange, & on passe le tout. On remet encore les *feces* avec de l'eau, & l'on repete ce procedé jusqu'à trois fois. On adoucit celui d'entre tous ces mêlanges, qui est trop salé, avec des jujubes, du miel, ou des dattes, à la dose d'une livre sur chaque 10 livres d'*almuri*. On ajoute au tout du safran, de la canelle, & quelques autres aromates. *Avicenne* est du sentiment de Rhasès ; ils disent l'un & l'autre, que l'*almuri* appliqué en collyre, préserve les yeux des pustules de la petite vérole. Il faut suspendre son jugement, avant de l'avoir éprouvé.

groſſeur ou de leur ténuité. Quand cela
arrive, il faut choiſir les plus forts diſ-
ſolvants parml ceux que nous allons
indiquer. Il ne faut pas toujours s'attendre à une parfaite guériſon ; mais
quelquefois cela guérit, s'il ſurvient
un gros bouton à la tunique (*d*) *rhagoïde* : ſervez vous d'un collyre fait avec
l'eau roſe, & mettez en ſur les yeux
pluſieurs fois dans la journée, & ſou-
tenez le tout avec une pelotte & un
bandeau, ou bien appliquez un peu
du *ſief* ou collyre dont nous venons de
parler (*e*), & dont on a ôté le ſaffran,
auquel on ſubſtitue une partie de pierre hématite, de peur que l'œil ne de-
vienne plus gros. Voila ce qui eſt néceſſaire à ſavoir pour l'affection des
yeux.

Après les yeux, l'objet le plus di-

(*d*) La *choroïde* eſt la ſeconde tunique du
glcbe de l'œil, qui eſt noiratre, & qu'on appelle *rhagoïde*, à cauſe de ſa reſſemblance
avec un grain de raiſin noir.

(*e*) Les Arabes donnoient le nom de *ſief* à des
trochiſques deſtinés pour les maux des yeux :
Il y en avoit de pluſieurs ſortes, *ſief* de plomb ;
ſief d'encens, &c. Ce nom s'eſt conſervé
longtems parmi les Médecins.

gne d'attention, c'eſt la bouche & le
goſier ; il faut craindre que l'éruption
qui arrive dans ces parties ne ſoit pré-
judiciable au malade, & n'empêche la
reſpiration : il arrive ſouvent que les
petites véroles d'un mauvais caractere
occaſionnent des ſuffocations violentes ;
alors il n'y a pas le moindre eſpoir pour
le malade : pour éviter ce danger, il
eſt eſſentiel avant l'éruption, que le
malade ſe gargariſe la bouche & le goſier avec le ſuc de grenade, ou une in-
fuſion de ſumach, ou avec le ſirop de
meures, ou avec quelqu'un des remedes indiqués au Chapitre cinquieme des
rafraîchiſſants, ou bien avec de l'eau
pure (ſi les autres manquent) à pluſieurs repriſes, pour prévenir toute
éruption dans ces parties, ou afin, que
s'il y ſurvient quelque bouton, il ſoit
ſans danger ; il faut donc les garantir
& les fortifier, pour éviter les puſtules, & la ſuffocation qui ne man-
queroit pas d'arriver, ſi elles étoient
nombreuſes ; il faut ſurtout avoir recours à ces remedes lorſque l'enroû-
ment de la voix, la difficulté de reſpirer, la douleur & l'embarras de la

gorge accompagnent les autres symptômes de la petite vérole.

Bien plus, si ces syptômes sont violents, quoique l'éruption soit déja faite ; faites une saignée à la veine céphalique, & s'il reste encore dans la bouche ou le gosier quelque chose qui incommode le malade & que le ventre libre, donnez un peu de beurre récent, mêlé avec du sucre, pourvu que la chaleur de ces parties ne soit pas trop considérable. Mais s'il y a chaleur & inflammation ; faites lui sucer un looch fait avec les semences de psyllium, des amandes pelées & du sucre.

Prenez. Amandes douces
    pelées.   une partie.
  Semences de courge.   deux parties.
  Sucre.   trois parties.

Mucilage de semences de psyllium Q. S. pour faire un looch. Si le ventre est libre, faites un looch avec la gomme arabique, les amandes, les pepins de courge, la fine farine, qu'on lie avec le mucilage de semences de coing.

On doit s'occuper ensuite des articulations, ou il furvient fouvent des pustules en grand nombres, qui rongent ces parties, au point que les tendons & les ligamens font quelquefois à découvert. Lorfque vous voyez les fymptômes de la petite vérole, furtout s'ils font violents; fi les pustules font remplies d'humeurs, ne perdez pas un instant pour garantir les articulations; appliquez deffus du fantal, du *mamith-fa*, le *bol d'Armenie*, le camphre, le vinaigre & l'eau rofe; en frottant, n'appliquez rien au delà des articulations, & s'il y a de fortes pustules, il faut les ouvrir, & faire écouler l'humeur qu'elles renferment : on doit les ouvrir promptement, parce qu'elles font très-dangereufes pour ces parties.

On doit encore s'occuper à garantir le nez & les oreilles, parce qu'une petite vérole abondante dans ces parties, porte toujours préjudice au malade, furtout lorfque l'éruption fe fait dans l'intérieur des oreilles.

Faites renifler au malade de l'huile rofat un peu tiede, dans laquelle on fait fondre un peu de camphre : injectés dans l'oreille du vinaigre rouge un peu tiede, auquel on ajoute du *fief*, ou

du collyre de *mamithſa* , ou du lycium
des Indes ſur un petit morceau de coton : on répete cela deux ou trois fois
par jour.

S'il ſurvient des douleurs vives à la
plante des pieds , il faut les frotter avec
de l'huile tiede , & de l'eau chaude , au
moyen d'un morceau d'étoffe de coton.
Si la douleur ne ceſſe pas par ce moyen ,
ni que l'éruption ne puiſſe pas ſe faire ;
broyez avec du lait du maïs mondé , &
faites en un cataplaſme , que vous con-
tiendrez avec un morceau de toile pendant la nuit ; fomentez enſuite la partie avec de l'eau chaude & répétez le
liniment ; ou bien pilez des dattes avec
du beurre , dont vous ferez une pâte
pour appliquer deſſus. Enfin on peut ſe
ſervir avec avantage du marc d'huile
de *Ben* : toutes ces huiles ramolliſſent
la peau , calment les douleurs , & facilitent l'éruption de la petite vérole.

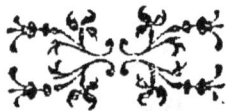

CHAPITRE VIII.

DES MOYENS DE CONDUIRE LES BOUTONS DE LA PETITE VÉROLE A MATURITÉ.

APRÈS l'éruption entiere de la petite vérole, si l'on voit que la suppuration des pustules est lente; & que l'éruption ait soulagé le malade; si le pouls, la respiration sont en bon état; si le malade n'a plus d'inquiétude, il faut s'occuper de la maturité des boutons : mais si les pustules sont dures & rudes, semblables à des verrues, que le malade au lieu d'être mieux se trouve plus mal, soyez sûr que cette petite vérole est mortelle. Il est inutile de les faire murir, elles sont du nombre de celles qui n'y parviennent jamais.

Mais on accélere la maturité de celles qui peuvent suppurer avec la vapeur de l'eau chaude simple, ou dans laquelle on a fait bouillir de la camomille, des violettes, du melilot, de l'althea, du son, ou tout enfemble, ou chacun en particulier ; on met l'une de ces eaux dans deux baffins comme nous avons dit précédemment, en parlant des moyens qui facilitent l'éruption de la petite vérole ; & fi dans le même tems le malade fe fent foulagé par cette vapeur, continuez jufqu'à ce que la fuppuration foit parfaitement établie, & avant ce tems ne vous preffez point de faire ufage des fumigations qu'on employe pour fécher les boutons ; & defquelles nous allons parler.

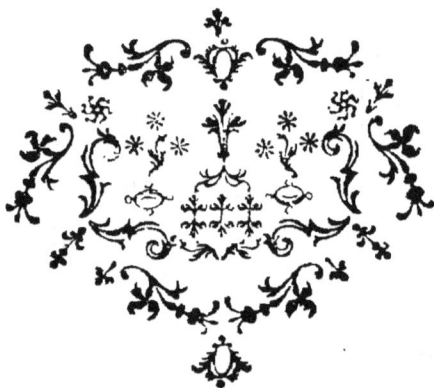

CHAP.

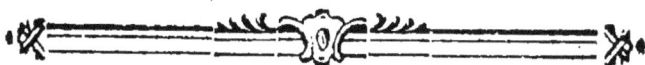

CHAPITRE IX.

DES MOYENS DONT IL FAUT SE SERVIR POUR FAIRE SÉCHER LES PUSTULES DE LA PETITE VÈROLE.

IL eſt eſſentiel de faire des ſcarifica-tions à toutes les puſtules d'une gran-deur extraordinaire & énorme : & on a ſoin de les eſſuyer avec un morceau de linge doux & bien propre, qui ne puiſſe ni excorier, ni bleſſer la peau : dans le même tems on fait un parfum de roſes ſeches, ou de feuilles de myr-the ou de ſantal, ou d'iris, ou bien de tamariſc. Les roſes ſont préférables en été. en hyver le tamariſc.

Les puſtules trop remplies d'humeur méritent nos ſoins ; c'eſt pourquoi lorſ-qu'elles ſont trop remplies d'umidité, faites dormir les malades ſur un lit de

rofes (f) écrafées, ou fur de la farine
de riz, ou de millet, dont on fait une
forte de matelas avec de la toile claire
& légere, & s'il y a des endroits à la
peau d'écorchés, mettez fous lui des
feuilles récentes d'iris, couvrez ces
parties de quelque poudre aromatique,
de rofes, de myrthe &c. s'il y a quelque endroit ulcéré, il faut le faupou-
drer avec une poudre aromatique,
compofée d'aloes, d'encens, de *farco-
cole*, & de fang dragon, & lorfque les
puftules crèvent, foit d'elles mêmes,
foit par furabondance d'humeur : il faut
les fécher avec un topique, où il entre
un fel.

Prenez une once d'huile de *fefamum*,
dans laquelle on pile deux gros de fel
d'*andar* (g) dont on fait un liniment
femblable à un collyre; on y ajoute
égale quantité d'alun, on en frotte le
corps du malade fans toucher aux en-

(f) On doit s'appercevoir ici que la médecine de Rhasès n'étoit pas fi barbare.
(g) Le fel d'*Andar* eft un fel extrêmement
blanc, qui reffemble au cryftal par fa tranfpa-
rence, on le tire des entrailles de la terre, d'un
Village appellé *Andar*, fitué à un mille d'Alep.
Voy. Mead, *de variolis* pag. 165. 1747.

droits qui font écorchés ou ulcérés : car
il cauferoit des douleurs très-vives; ne
le laiffez pas plus d'une heure fur le
corps, enfuite emportez-le avec une
décoction de myrobolans *embliques*, de
bayes de tamarifc, de feuilles de myr-
the & d'écorces de grenade; & cela
fuffit fi l'humidité fe diffipe, & fi les
puftules fe fechent; finon, *prenez* du
bol de *fufe* blanc, ou une terre bolaire
quelconque (pourvu qu'elle ne foit pas
rouge), à laquelle on ajoute un dixieme
de fel d'*Andar*; & un dixieme d'alun;
on en fait un liminent, qu'on laiffe fur
le corps l'efpace d'une heure ou deux;
enfuite on le lave & on l'effuye.

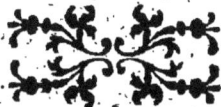

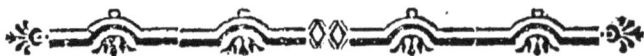

CHAPITRE X.

MOYENS D'ENLEVER LES CROUTES OU ÉCAILLES DE PETITE VÉROLE.

LORSQUE la petite vérole eſt en croute & que la chute des écailles ne ſe fait pas, examinez celles qui ſont minces, bien ſeches, & qui ne laiſſent ſous elles aucune humidité. Touchez les avec un peu d'huile de *ſeſamum* tiede, juſqu'à ce qu'elles moliſſent & qu'elles tombent : mais celles du viſage demandent un autre traitement ; on touche ces dernieres avec l'huile de piſtaches, & s'il y en a qui ſoient ſemblables à des eſcharres, & qu'elles aient une certaine groſſeur & quelque peau deſſous, détachez les doucement & ſans huile : ſi les cavités que laiſſent les boutons ont quelque humidité, eſſuyez les légerement avec un peu de cotton, bien doux : mais ſi l'humidité eſt conſi-

dérable, il faut les couvrir d'une poudre aromatique, furtout fi elles font
peu creufes & peu profondes ; fi elles
ne font point creufes, avec la poudre
d'alun & de fel d'andar ; & laiffez croî-
tre l'efcharre, & s'il y a de l'humidité
encore deffous, répétez la même opération ; s'il n'y a aucune humidité
deffous, frottez les feulement avec de
l'huile, pour les ramollir & faciliter leur
chute.

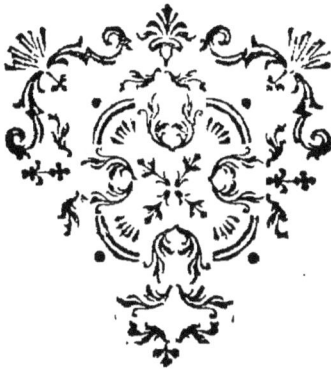

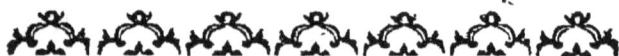

CHAPITRE XI.

DES MOYENS D'ENLEVER LES MARQUES DE LA PETITE VÉROLE.

LES traces que laisse la petite vérole font de deux sortes; il faut distinguer celles des yeux & celles du reste du corps. La marque qui reste dans les yeux est toujours blanche, comme nous avons observé : quand cela arrive aux enfans, qui ont naturellement la peau fine & délicate, & qui abondent en humeurs, cet inconvénient est facile à ôter par les déterfifs qui ont cette propriété. On compte le (h) *Baurak*, le fel d'*Andar* & le fel ammoniac, l'éponge ou l'écume de mer, le (i) *maffahkounia*, le

(h) C'est le *borax*.

(i) Mead croit que le *Maffahkounia* n'est autre chose que les fcories du verre. D'autres prétendent que c'est du verre pilé. Enfin d'autres foutiennent que ce n'est qu'un mélange de

cancre de mer , les fiantes de moineau ,
d'hyrondelle , d'étourneau , de rat &
de lézard : l'acorus, l'ébene , le (k) *Ma-*
miraan , le corail , la tuthie , la pierre
hématite , le verd de gris , le fucre (*l*)
hedgiazi , le marc du vinaigre brulé , le
fediment de l'urine , la myrrhe , le fan-

fel & de briques , pilés enfemble , & fondus
par la chaleur du feu , & dont on fe fert pour
purifier l'or. Quoi qu'il en foit , *Rhasès* , *Avi-*
cenne , *Gui de Chhuliac* , & l'*Anfranc* , recommandent le *maffahkounia* pour enlever les
taches de la cornée , ou les perles des yeux ;
& il s'emploie dans les collyres. Si c'eft les
fcories d'un verre quelconque , elles peuvent
avoir quelque vertu , parce que ce font les
impuretés & toutes les matieres étrangeres qui
furnagent le mélange en fufion qui devient
verre. Si c'eft du verre pilé , il ne peut agir
que d'une maniere méchanique , c'eft-à-dire ,
en déchirant le tiffu de la partie affectée. Enfin
le dernier mélange , fuivant la nature de la
pierre , ou de la chaux qu'on emploie , peut
être un cauftique & un déterfif très-violent.

(*k*) Le *mamiraan* eft l'eau diftillée des fruits
du cornouiller.

(*l*) Le fucre *hedgiazi* n'eft autre chofe que
le fucre de l'Arabie Pétrée , qui fort en larmes
du rofeau qu'on appelle *la canne à fucre.* Ce
fuc ou fucre eft un bon déterfif pour les yeux,
fuivant Rhasès & Avicenne.

G iij

darach, le marc d'huile d'olive & d'a-
mande amere; le fuc du laitron, le
verre, la fiente de chauve fouris & le
mufc. Lorfque vous ferez ufage de
ces remedes, ils réuffiront beaucoup
mieux après que le malade aura pris un
bain, ou que le vifage aura été expofé
à la vapeur de l'eau chaude. Il faut obferver encore de n'employer que les
plus doux de ces remedes pour tous
les fujet délicats & abondants en humeurs.

Voici un bon remede pour les tayes
des yeux.

Répandez fur les yeux de la farcocolle
mêlée au fucre.

Meilleur. Saupoudrez avec l'éponge
qu'on appelle écume de mer, la farcocolle & le fucre.

Saupoudrez avec une poudre de borax, d'éponge marine, de *Maffahkounia,* la farcocolle & le fucre.

Efficacior.

Prenez verd de gris.	10 gros.
Sagapænum.	de chaq.
Sel ammoniac.	2 gros
Sarcocolle.	& demi.

{ Eponge marine.
{ Maffahkounia.   de chaq.
{ Borax.   3 gros.

{ Jonc odorant.   de chaq.
{ Mamiraau.   10 gros.

Faites cuire le tout fur deux fois le poids d'eau, jufqu'à ce qu'elle s'épaiffiffe, on y fait fondre les gommes, on lie le tout & on en forme un *fief*, c'eſt-à-dire un collyre, ou plutôt des trochifques ophtalmiques.

Et lorſqu'on veut faire uſage de ce remede, on en mêle un peu avec de l'eau dans un mortier d'ébene, de façon qu'il ſoit un peu épais, & on s'en ſert avec un pinceau pour en toucher la partie affectée de l'œil. Avant & après on ſe fait lécher les yeux, enſuite on ſaupoudre légerement les yeux; obſervez les yeux affidument, afin que s'ils étoient douloureux ou rouges, on ſuſpendit l'uſage du remede pendant quelques jours : après quoi on recommence ce remede; quoique fort, il eſt efficace.

Voici les remedes qui ôtent les mar-

ques que laiſſe la petite vérole. La (*m*)
litharge blanche, les racines ſeches de
roſeau, la poudre des os vermoulus,
l'éponge marine, le corail, la ſarcocol-
le, les amandes, l'ariſtoloche, la noix
de *ben*; les ſemences de raifort, de melon, de roquette; la farine de riz & de
feves, de lupins & d'haricots : on en
fait un mêlange avec l'eau de riz, ou
l'eau d'orge, & l'on en frotte le corps.

Liniment qui ôte les marques de petite vérole.

Prenez farine de pois & de
　　　　　fêves　　　　de chaq. 3 gros.
　　　　ſemences de melon　　5 gros.
　　　　litharge blanche,　　　2 gros.
　　　　racine ſeche de roſeau　3 gros.

Liez le tout avec de l'eau d'orge,
& frottez-en une couple de fois le malade, après qu'il aura reçu la vapeur de
l'eau chaude, tête baiſſée, ou bien au
ſortir d'un bain. Enſuite on le lavera
dans le bain avec une décoction d'écor-
ce de melon, de violettes, de ſon &
de pois. Faites des frictions à la peau,
& repetez le liniment.

(*m*) Ou chaux de plomb.

Liniment encore plus efficace.

Prenez de la farine de fêves rondes,
qui reſſemblent aux lupins, 5 gros.

{ amandes ameres,
coſtus dulcis, de chaq. 2 gros.
graines de roquette, & demi.
de raifort,

Employez de la façon précédente.

*Autre liniment plus efficace que le
précédent.*

Prenez amandes ameres, 5 gros.

{ ſemences de raifort,
de roquette, de chaq. 2 gros.
de coſtus, & demi
d'ariſtoloche longue,

borax, 3 gros.
poivre, 1 gros. & dem.

Servez-vous-en avec les précautions
mentionnées ci deſſus, & formez-en
un liniment avec l'eau de raifort.

Voila les choſes qui effacent les
marques & les cicatrices que laiſſe la
petite vérole.

Quant à ce qui concerne les remedes qui effacent les creux de la petite

vérole, & rendent la surface de la peau égale. Je laisse ce soin à l'homme ; qu'il s'engraisse, qu'il se baigne, & se frotte souvent le visage.

Il est à propos de parler à présent du régime qui convient au malade, & des remedes concernant la curation de cette maladie.

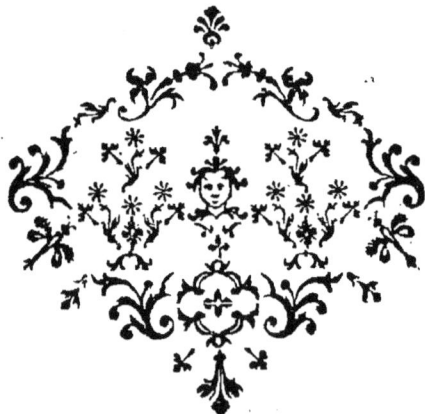

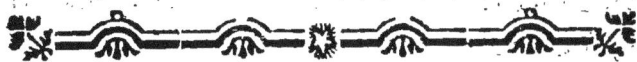

CHAPITRE XII.

DE LA DIETE DES MALADES.

IL faut que le malade boive de l'eau d'orge préparée de la même maniere que celle qu'on emploie dans les maladies aigues : si la fievre est douce & paisible , & que le ventre ne soit pas du tout libre , on y ajoute du sucre blanc : mais si la fievre est forte & le ventre libre , on y mêle alors la moitié de la quantité de jus de grenade écrasée avec ses grains : il faut faire attention que la pulpe & les feuillets intérieurs de ce fruit purgent. Si le malade ne dort pas , ajoutez à l'orge , en préparant la crême , environ la moitié de pavot ; & si le ventre est très-libre , mêlez à l'orge mondé les grains secs de grenade & le pavot à égale quantité ; s'il est nécessaire de resserrer , à la place de l'orge mondé , servez-vous de *savic d'orge* ,

& de celui de grains de grenade, qu'on fera cuire enfemble de la même maniere que la ptifane d'orge (n), & qu'il en boive comme de l'eau d'orge, fimplement, ou avec du fpodium & la gomme Arabique, fi le cours de ventre y oblige; ou bien avec les remedes que nous indiquerons bientôt. L'eau d'orge, où l'on a joint le fuc de grenade, eft excellente dans la petite vérole; elle l'eft encore plus dans la rougeole.

Les eaux diftillées de courge, de melon d'Inde, de concombre; le mucilage des femences de pfyllium; & les chofes femblables, qui donnent un phlegme doux, fans odeur. Tous ces remedes font plus utiles dans la rougeole que dans la petite vérole: Dieu en eft témoin; à moins que la petite vérole ne foit d'un mauvais caractere, que la fievre & la chaleur ne foient très-fortes, & qu'il y ait infomnie.

Mais dans la petite vérole, où la fievre & l'inflammation ne font pas à un fi haut degré de violence: les remedes de cette nature retardent la mala-

(n) C'eft la ptifanne d'orge mondé, que tout le monde connoit.

die & la font trainer en longueur.
Ainfi leur ufage dépend de l'état actuel
du malade, & du caractere de la maladie. Lorfque la petite vérole doit fa
naiffance à une chaleur putride, jointe
à beaucoup d'humidité : les remedes
qui conviennent alors dans cette maladie, font tous ceux qui joignent à une
vertu raffraichiffante, celle de donner
de la confiftence aux humeurs ; tels
que le fuc de grenade, les raifins acerbes, & autres femblables. Mais dans
la rougeole, qui eft produite par une
fermentation de bile, ils font encore
plus falutaires, parce qu'ils humectent
& rafraîchiffent en même tems, &
corrigent ainfi la corruption du fang.
Le fang d'une perfonne qui a la rougeole, reffemble en quelque forte à
ces eaux dormantes & corrompues,
dont toute la falubrité & la fluidité fe
trouvent enlevées & évaporées par
l'action du foleil, qui les met en fermentation : enforte qu'il ne refte plus
qu'un fédiment acre & mal faifant ;
mais lorfqu'elles fe trouvent renouvel-
lées par des pluies, par des eaux vives
& fraîches, elles deviennent faines &
falutaires. Il eft utile de donner du

favic d'orge bien lavé , dans la petite
vérole , & d'y joindre un peu de fucre , ou du fuc de grenades , ou un julep approprié , fuivant que le ventre
eft libre ou refferré , & à raifon de la
chaleur plus ou moins forte du fang en
fermentation. Mais l'eau d'orge eft plus
légere , plus agréable & plus facile à
prendre dans la petite vérole, que dans
la rougeole ; elle eft en même tems
meilleure & plus falutaire pour la gorge & pour la poitrine.

C'eft en faifant toutes ces confidéra-
tions , que vous devez agir ainfi , &
après que vous aurez connu que l'eau
d'orge convient mieux en général dans
la rougeole , que dans la petite vérole , à moins que cette derniere ne foit
d'un mauvais caractere , comme nous
l'avons fait obferver.

Les lentilles mondées font encore
utiles dans la petite vérole , lorfqu'on
en forme l'aliment du malade avec le
fuc de grenade ou le vinaigre. On en
fait une crême légere , qu'on boit avec
de l'eau fraîche, qui eft très-bonne dans
ce cas. Il faut favoir en outre que
l'eau froide convient mieux dans la
rougeole que dans la petite vérole ;
qu'elle

qu'elle est plus salutaire , & qu'elle sort avec plus de facilité dans le premier cas que dans le second. Lorsque la petite vérole est accompagnée d'une inflammation forte , que les mouvemens du pouls & de la respiration sont précipités & interrompus , on se sert alors des remedes rafraichissans , proportionnés à la violence de ces symptômes : s'ils sont peu considérables , on doit être moderé dans leur usage ; s'ils sont violens , il faut les multiplier. Mais ne permettez pas de manger la chair des jeunes oiseaux , qu'après que le pouls & la respiration sont revenus à leur état naturel , & après la chûte des croutes.

Nous allons dire dans quel état il faut entretenir le ventre dans la petite vérole , & dans quel cas il doit être libre ou resserré.

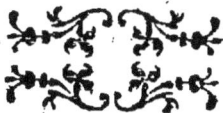

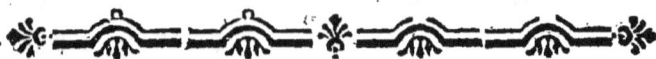

CHAPITRE XIII.

DE LA CONDUITE QU'ON DOIT OBSERVER A L'ÉGARD DU VENTRE, DANS LA PETITE VÉROLE.

IL furvient fouvent un cours de ventre dans le déclin de la petite vérole & de la rougeole, fur-tout dans cette derniere maladie. Pour éviter cet inconvénient, il ne faut rien donner qui puiffe lâcher le ventre fur la fin de ces maladies ; quand même le malade feroit conftipé. Au contraire, lorfque le ventre eft lâche, il faut le refferrer, même au commencement de la maladie ; quoique au commencement de ces deux maladies, les lénitifs foient en quelque forte néceffaires. Car vous éprouverez quelquefois la néceffité de les employer dans la petite vérole ; tantôt pour calmer l'excès de chaleur & la douleur de tête ; tantôt pour foulager la nature & pour diminuer la quantité de la ma-

tiere variolique. Quand on préfume
que cette maladie fera trop abondante,
on peut le faire pourvû que l'on n'obr
ferve pas ; avant ou après la faignée,
que le corps foit affoibli ou exténué ;
au lieu que pour purger, il faut que le
malade foit enflé, rempli, pâle, ou
d'une rougeur foible, & que le pouls
foit ondulant : quelquefois même il
n'eft pas néceffaire de faire une faignée
dans cet état, mais il faut alors s'occuper à diminuer la quantité des humeurs. On ne balancera pas lorfque
ces fymptômes feront évidens, que le
corps fera replet & comme couvert
de furoncles, la fievre fans violence,
& le corps fans rougeur : dans cet état,
ce qui convient le mieux, c'eft une décoction des myrobolans citrins, où
l'on ajoute du fucre blanc, & le fuc
de grenade écrafée dans fa pulpe ; on
peut y joindre la pulpe d'une ou même
de deux grenades, s'il eft néceffaire :
car ces deux remedes ont la propriété,
fur-tout la grenade, de diminuer la
quantité des humeurs & de la bile fans
échauffer, & de laiffer le ventre fec.
Voila ce qu'on peut faire de mieux
dans ce cas.

Dans la rougeole, donnez l'eau ou décoction des pruneaux de damas; même les pruneaux fels ou macérés dans un julep, le tout avec du fucre. Ne vous fervez jamais de la manne (o) *terengiabin*; car elle fera auffi nuifible dans la rougeole, que le miel l'eft dans la petite vérole par l'étourdiffement qu'elle procure, par les foibleffes & le mal être du malade; c'eft avec le même foin qu'il faut éviter le lait doux & les violettes; l'un & l'autre augmentent les foibleffes & l'inquiétude du malade, fuppofé qu'il en fut attaqué précédemment. Le point le plus effentiel dans le traitement de cette maladie, confifte dans la faignée, lorfque le fang eft trop abondant, & qu'il n'eft poffible d'appaifer fa fougue par les remedes rafraîchiffants; il eft donc important d'en ôter une portion pour foulager la nature, diminuer la pléthore des vaif-

(o) Les Arabes appellent *Manne*, en général, toutes les différentes gommes, réfines, ou fucs épaiffis, qu'on trouve fur certains arbres; & la manne *terengiabin*, étoit une forte de manne; c'eft-à-dire un fuc épaiffi fur les feuilles de plufieurs arbriffeaux qui croiffent dans la Médie & la Perfe.

féaux fanguins & leur gonflement ex-
ceffif, caufé par fa furabondance; fans
quoi le malade n'eft point à l'abri des
accidens & des mauvais fymptômes,
furtout lorfque le fang eft échauffé au
point qu'il abonde en exhalaifons. Il
en eft de même dans la rougeole. Diminuer la bile, lorfqu'elle eft abondante; enfuite on acheve la curation
avec des rafraîchiffants. On connoît
que la bile eft abondante à la violence
de l'inflammation, au mal être du malade, à l'évacuation de cette même humeur par le vomiffement ou par les fel-
les & par l'amertume de la bouche; &
quoiqu'elle ne foit pas abondante &
que le malade ne la rende pás par l'une
de ces voies: cependant fi la foif, lin-
quiétude & la chaleur du corps font
confidérables; elle eft nuifible alors,
non par fa quantité, mais par fa qualité,
qu'on eftime alors plus ou moins vicieufe, fuivant la violence de l'inflammation & le mauvais état du malade.
Voilà ce qui eft effentiel à connoître
fur la maniere de conduire le ventre
au commencement de ces deux maladies; & lorfqu'au commencement le
ventre eft libre, ne donnez aucun pur-

gatif, car dans ces deux maladies, le malade n'eft pas du tout en fureté, fi ayant le dévoyement, il boit encore quelque chofe qui lâche le ventre ; c'eft pourquoi lorfque le ventre eft lâche, donnez-lui du *favic* d'orge à la place de la ptifane ; & fi vous y êtes obligé, faites cuire dans le *favic* d'orge le *favic* de grains de grenade, & s'il y a un dévoyement, mêlés dans fa boiffon de la gomme arabique & du *Spodium*, par exemple.

Prenez Gomme arabique.   2 gros.

        Spodium.   1 gros.

Broyez les bien fin, comme pour un collyre, jettez cette poudre fur quatre onces d'eau de *favic* d'orge ; faites boire, fi le ventre eft trop lâche. Mais une heure avant de prendre l'eau de *favic* d'orge, faites lui prendre le remede fuivant :

Recette.

Prenez. {
Rofes rouges écrafées.
Spodium.
Sem. d'ofeille.
Sumach.
Epine vinette.
} de chaq. parties égales.

{ Gomme arabique.
{ Terre figillée.   de chaq.
{ Ecorce de pavot.   la moitié.
{ Balauftes.

Faites en prendre la valeur de trois gros dans une once de *rob* de coing acerbe. Que fi le cours du ventre continue, & que le malade en foit affoibli ; faites lui boire de *l'Al-raib*, acide dont on ôte la crême avec précaution, avec du bifcuit & un peu de gomme arabique. Quelquefois la dyfenterie furvient : il faut confulter l'endroit où je parle de cette maladie.

Il nous refte à parler des petites véroles & rougeoles curables & incurables.

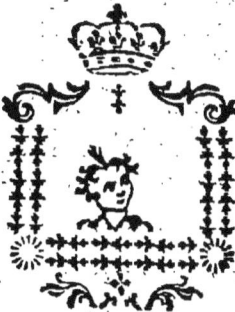

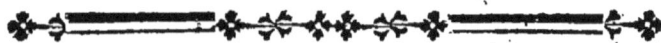

CHAPITRE XIV.

DE LA PETITE VÉROLE ET ROU-
GEOLE BENIGNES, ET DES
MORTELLES.

La petite vérole & la rougeole font du nombre des maladies aigues, avec lefqu'elles celles-ci ont beaucoup de fymptômes communs : tels que les fignes pronoftics ; c'eft-à-dire qui annoncent le falut ou la mort. Dans les maladies aigues, les fignes falutaires font : la refpiration aifée, l'entendement bon, l'appétit, l'agilité du corps, le pouls bien réglé, le peu de fouci du malade fur fon état, l'attitude du corps commode, le peu d'inquiétude & d'agitation ; il en eft de même des fymptômes mortels dont nous avons parlé amplement dans notre livre à Almanfor.

Quant aux fignes pronoftics qui appartiennent à la petite vérole & à la rougeole, nous allons les décrire :

Lorfqu'on apperçoit dans la petite vérole des puftules grandes, blanches, difcrettes, en petit nombre, dont l'éruption

ruption fe fait avec facilité, une fievre qui n'eft ni vive, ni forte, ni chaude, fans triftefſe, fans inquiétude; & lorſque du premier moment de l'éruption, la chaleur, l'inquiétude & l'agitation fe calment; que l'éruption eft faite, ces ſymptômes s'appaifent, difparoîſſent entierement; on doit mettre ces petites véroles au rang des falutaires, & de celles qui font fans le moindre danger.

Celles qui font grandes & blanches, approchent le plus de la bonté des premieres, quoiqu'elles foient en grand nombre, ferrées & cohérantes; pourvu que l'éruption en foit facile, que leur fortie foulage le malade & qu'il éprouve un mieux comme nous l'avons obfervé.

Mais celles dont l'éruption eft difficile & ne foulage pas le malade, font mauvaiſes, quoiqu'il n'y ait pas tant de danger pour le malade lorſqu'il fe trouve moins bien dans le tems de l'éruption, que lorſqu'il fe fent plus mal après l'éruption. Parmi ces grandes blanches, il y en a une efpece très-mauvaife & mortelle; c'eft lofque les puftules font confondues enfemble &

qu'elles s'élevent au point que plufieurs font ramaffées en une feule, &
qu'elles occupent la plus grande partie
du corps, ou bien lorfqu'elles forment
de grands cercles, & font de la couleur
de la graiffe.

Quant aux blanches, très-petites, qui
fe touchent, qui font dures, verruqueufes, qui ne renferment point d'humeur, certainement celles-là font mauvaifes, & leur malignité eft proportionnée à la difficulté qu'elles ont de
mûrir : & fi leur éruption ne foulage
pas le malade, au contraire que fon
état foit pire ; alors elles font mortelles.

Celles qui approchent de la couleur
verte & violette, c'eft-à-dire livide,
ou celles qui font noires, font toutes
mauvaifes & mortelles ; & lorfqu'elles
font accompagnées de foibleffes, de
palpitation de cœur ; elles font encore
plus dangereufes & plus formidables.

Lorfque la fievre augmente après l'a-
parition de la petite vérole, c'eft un
mauvais figne ; mais fi elle diminue
dans l'éruption, c'eft un bon figne.

Les puftules doubles indiquent une
abondance de matiere, & quoiqu'elles
foient d'un bon caractere, elles font

néanmoins à craindre : & si elles sont de quelque espece mortelle, elles sont encore plus dangereuses.

Les rougeoles bonnes, sont celles qui ne sont pas accompagnées d'une rougeur trop forte. Les brunes sont mauvaises, les vertes & les livides sont mortelles en plein.

Lorsque la petite vérole ou la rougeole rentrent après avoir commencé à paroître, que la foiblesse & le mal être surviennent ; la mort suit de près la foiblesse, à moins qu'elles ne reparoissent de nouveau. Lorsque la petite vérole paroît le même jour que la fievre, elle est trop prompte & les pustules paroissent trop tôt : si elles paroissent le troisieme jour, elles sont dans l'ordre moyen ; mais celles qui passent le quatrieme jour sont tardives & trop lentes ; & si elles paroissent dans les jours *critiques bons*, c'est un signe salutaire, surtout si le malade se trouve soulagé ; & le contraire arrive, si cela ne se fait pas ainsi.

Lorsque les pustules jointes ensemble, deviennent confluentes & se gonflent, que le malade est dans un état violent, que le ventre tendu, se gon-

fle & s'éleve en boffe, le malade eft
près de fa fin.

Lorfque dans les petites véroles
d'un mauvais caractere, les puftules
qui ne renferment point d'humeurs,
fe fendent, s'éclatent, & que le délire
furvient dans le même tems, la mort
ne tarde pas à venir.

S'il arrive que la petite vérole ou la
rougeole rentrent après avoir paru
une fois, & que l'inquiétude & le
délire furviennent en même tems;
c'eft un figne mortel de quelque couleur que foient les puftules, cela arrive
rarement lorfqu'elles font blanches,
lorfqu'elles muriffent promptement,
& qu'elles portent leur humeur.

S'il arrive un trouble tumultueux
fur la fin de la petite vérole, & qu'il
en réfulte une douleur véhémente aux
jambes, aux mains, ou dans quelque
autre membre, & que la partie ainfi
affeĉtée prenne une couleur verte ou
noire; fi les forces font moindres
qu'auparavant, & que cette partie de-
vienne plus foible, à mefure que la
douleur augmente, & que fa couleur
foit très-forte, c'eft un figne mortel.
Mais fi les forces reviennent, il en

échappera, & la partie tombera en pourriture. Mais fi vous fcarifiez ce membre du moment que la douleur a commencé, pourvu que le malade ait toutes fes forces, vous ferez grand bien, & vous préferverez de cette maniere la partie de la pourriture. Dans ce cas il ne faut rien appliquer de froid fur ce membre; mais il faut faire des fcarifications, ou le tremper dans l'eau chaude, fi vous voyez que le malade s'en trouve mieux.

Puifque nous avons parcouru tous les articles indiqués pour le traitement de cette maladie, & pour s'en garantir, nous mettons fin à notre difcours.

Intellectûs autem largitori laus fit fine fine, quá ille eft digniffimus & merentiffimus.

Fin du Traité de Rhasès.

Le Traducteur Anglois a ajouté au Traité de Rhasès *fur la petite vérole, quelques fragmens de fes Ecrits fur la même matiere, tirés du* Continens. *Ils renferment quelques Obfervations particulieres, très-courtes & peu importantes.*

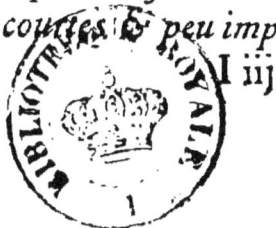

I iij

D'ailleurs c'est entre les mains de tous ceux qui ont Rhasès ; & cela ne nous a pas paru essentiel, ni pour completer le Traité, ni pour la Curation.

On conviendra sans peine que la Pharmacie des Médecins Arabes, & leur matiere médicale, sont un peu trop chargées ; mais on peut faire un choix heureux dans le grand nombre des remedes qu'ils prescrivent ; dont la plûpart sont inutiles & quelques uns superstitieux.

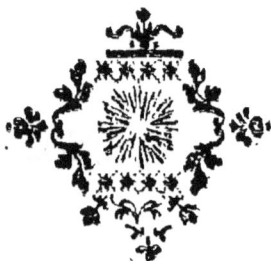

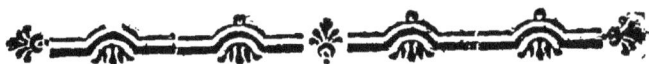

TABLE

DES MATIERES.

A

I iv

p. 97. Dans le dix-septieme siecle, presque toutes ses parties en sont infectées. *ib.* p. 146.

B

C

F

G

H

I

K

L

M

N

O

P

Tom. II. K

T

V

Z

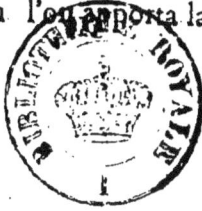

Fin de la Table des Matieres.

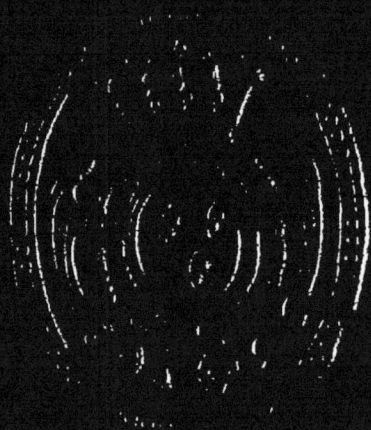

www.ingramcontent.com/pod-product-compliance
Lightning Source LLC
Chambersburg PA
CBHW070301200326
41518CB00010B/1855